# 足疗 刮痧
# 拔罐 按摩

周宇/主编

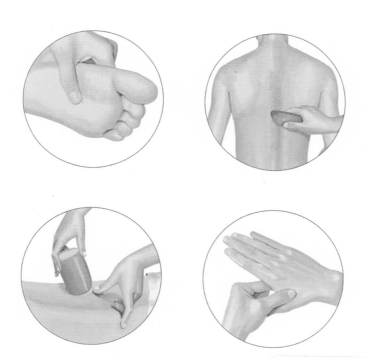

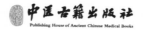
中医古籍出版社
Publishing House of Ancient Chinese Medical Books

**图书在版编目（CIP）数据**

足疗 刮痧 拔罐 按摩 / 周宇主编. -- 北京：
中医古籍出版社, 2021.11
　　ISBN 978-7-5152-2252-3
　　Ⅰ.①足… Ⅱ.①周… Ⅲ.①足—按摩疗法(中医)②
刮搓疗法③拔罐疗法④按摩疗法(中医) Ⅳ.①R244

中国版本图书馆CIP数据核字(2021)第148606号

**足疗 刮痧 拔罐 按摩**
主编　周宇

策划编辑　姚强
责任编辑　张凤霞
封面设计　李荣
出版发行　中医古籍出版社
社　　址　北京东直门内南小街 16 号（100700）
电　　话　010-64089446（总编室）010-64002949（发行部）
网　　址　www.zhongyiguji.com.cn
印　　刷　天津海德伟业印务有限公司
开　　本　640mm×910mm　1/16
印　　张　16
字　　数　240 千字
版　　次　2021 年 11 月第 1 版　2021 年 11 月第 1 次印刷
书　　号　ISBN 978-7-5152-2252-3
定　　价　69.00 元

PREFACE

# 前言

　　随着现代人生活水平的提高和保健养生观念的增强，人们也越来越重视自身的健康。人们在生病的时候，不会再把健康仅仅寄托于药物，还会去寻找一些自然疗法。足疗、刮痧、拔罐、按摩是日常生活中最常见、最常用的自然疗法，可以达到有病治病、没病防病的效果，因此，越来越受到人们的喜爱和推崇。

　　足部与人体健康有着密切的关系，足部集中了与身体所有器官相关的经络、穴位、反躯区，足疗对人体的养生保健作用一直备受人们的关注。足疗保健是通过对双足的经络、穴位、反射区施以适当力度和手法的按摩刺激，达到调整脏腑功能、疏经活血、增强人体免疫力以及预防和治疗某些疾病的作用。另外，足疗保健还能缓解压力、消除"亚健康"症状以及美容养颜，其防病、治病、保健、美容美体的作用受到了不同年龄、不同层次、不同地区的人们的青睐，这个古老而又流行的保健方法的神奇魅力让人们难以抵挡。

　　刮痧疗法是一种价廉的祛病养生的好方法，简便易学、应用广泛、疗效显著，是我国两千多年来民间防病治病的经验总结。它是以砭石刮痧板或水牛角刮痧板为主要工具，配以十多种手法，作用于人体体表经络穴位与病灶点，疏通经络、开通腠理、活血化瘀、排除毒素，从而达到治疗疾病、强健体魄的目的。"千方百剂，不如刮除病气。"药物虽能治病，却也给身体造成了无法预计的影响，而刮痧则避免了药物治病存在的弊端，是一种绿色安全的自然疗法，生活中的常见病、亚健康状态、体质等方面的问题，都可以通过刮痧来解决。

　　拔罐疗法是我国劳动人民在几千年与疾病的坚强抗争中总结出来的一种绿色健康疗法。它是以罐为工具，利用燃烧、挤压等方法排除罐内空气，使罐吸附于体表特定部位，产生刺激，形成局部充血或瘀血现象，而达到防病治病、强壮身体的目的的一种治疗方法。拔罐对皮肤、毛孔、经络、穴位的吸拔作用，可以鼓动气血，濡养脏腑组织器官，使虚衰的脏腑功能得以振奋，畅通经络，调理气血，从而达到健身祛病疗疾的目的。拔罐疗法是一种全身性的综合性疗法，无论什么样的疾病，根据病情选用不同的拔罐手法和部位，都会起到很好的治疗和辅助治疗作用，尤其对失眠、疲劳综合征、亚健康状态、颈椎病、腰椎病等常见疾病有很好的缓解和治疗效果。

按摩是中国最古老的医疗方法之一，在我国已有数千年的历史，它以其特有的"简、便、效、廉"等治疗优势，深受广大人民的喜爱。按摩疗法通过循经取穴，刺激相应穴位，激发人体的自愈能力，达到疏通经络、调和气血、祛病强身的目的，还可以增强免疫力，延年益寿。按摩疗法简便易学，不受时间、地点、环境、条件等的限制，治疗范围广泛，可以预防和治疗上百种疾病，如头痛、牙痛、腹泻等，往往按摩几次，就能减轻甚至消除病痛。至于慢性病，如糖尿病、高血压、失眠等，只要有恒心坚持按摩，也多有奇效。

在现代人崇尚回归自然、追求自然疗法的过程中，中医保健疗法无疑是人们的首选疗法。本书选取了足疗、刮痧、拔罐、按摩四种简便实用、疗效显著的防病治病、保健强身方法，不仅是生病的人，健康人也同样适用，特别是处于亚健康状态的人群。书中详细介绍了各种疗法的理论基础、常用工具、适应证、注意事项，以及常见疾病的治疗方案。所选病症都是常见病、多发病，如高血压、糖尿病、腹泻、便秘等，读者可以在紧张的工作、生活之余参照本书进行自我治疗和保健，防病祛病，延年益寿。为了读者学习和使用方便，本书以浅显易懂的文字、生动形象的图片向读者展示了每一种疗法针对某种疾病的实际操作过程，实用性强，适用面广，是一本居家养生必备的工具书。

健康是生命之基、快乐之本、幸福之源。翻阅本书您会发现，平日在常见病的治疗、亚健康症状、保健、体质调养等方面遇到的一些困惑，在本书中都能找到解决的方法。无须花费过多的时间，只要您按图索骥，一步一步跟着书中的讲解操作，您也可以为自己、为家人解决病痛。无须打针吃药，一本书解决全家人的健康问题。

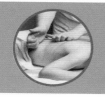

# CONTENTS 目 录

## 概述　中医保健疗法的基础知识

## 第一章　足疗

## 第二章　刮痧

# 第三章　拔罐

# 第四章　按摩

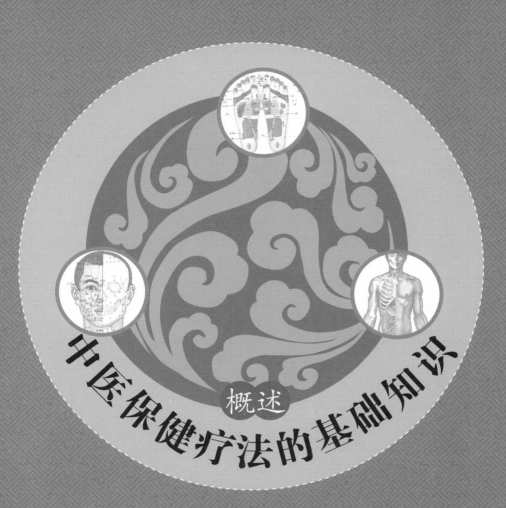

概述

中医保健疗法的基础知识

# 认识中医保健疗法

中国传统医学是中华民族传统文化的一部分，是一种传统科学和物心合一、高度思辨的哲学。足疗、刮痧、拔罐、按摩等中医保健疗法，是我国传统医学的重要组成部分和独具特色的治疗方法，为广大群众的医疗保健起到了非常重要的和不可替代的作用。

中医保健疗法，不仅具有医学和自然科学的属性，而且具有哲学和人文社会科学的属性，体现了东方文化的底蕴和思维。其优势主要体现在诊疗方式灵活、疗效确切、无须用药、费用低廉等方面，为中华民族的繁衍昌盛做出了巨大的贡献。

中医保健疗法可以弥补现代生物医学的一些缺陷和不足，其理论体系既包含有社会文化的因素，又包含有自然科学的因素；既反映了人体五脏之间不可分割的复杂关系，又反映了人体内"藏"与自然万物外"象"的对应关系，可以说是一门顺应自然的疗法。

中医保健疗法还是一门强调自我调节、发掘人体正气潜能的功能医学。它在治疗疾病方面不是单纯针对人的组织结构病变，不是采用以清除组织病灶、抑制致病菌毒为基本特征的对抗性治疗，而是建立了一套针对人体无形的功能关系的自组织、自调节的治疗系统，建立了一种功能动态平衡调节模式，而这种调节又主要落实在五脏功能调节上。它采用按摩、拔罐、刮痧等外在手段，遵从五行相生相克原理，进行五脏功能调节以治疗疾病，最终达到动态平衡的健康状态。

中医保健疗法在代谢性、免疫性、功能性疾病以及多组织、多系统、多靶点性疾病或特定病程的治疗方面，在调整亚健康状态、养性摄生、防老抗衰以及保护生态、回归自然等方面有着独特的优势。

中医保健疗法在我国社会发展中，经过了长期医疗实践的检验，并在这个检验过程中得到了巩固和发展。它有着比较完整的理论体系，有着丰富的治疗方法，安全有效，经济实用，是一个"伟大的宝库"。中医保健疗法有着明显的东方医学的特色，是我们祖先遗留下来的一份宝贵的文化遗产，是我们民族的瑰宝。

# 中医保健疗法的基本方法

## 足疗法

足疗，是通过对足部的相应部位施加影响，或用手按摩或借助某些器具（如针、按摩棒等）刺激或使用某些药物外贴或使用药液洗浴等，来刺激足部穴区，从而调整脏腑虚实，疏通经络气血，防治某些疾病，达到养生保健目的的一种疗法。

足部有许多穴位和经络。足三阴经起于足，足三阳经止于足，足三阴经和足三阳经又与手三阴、手三阳经相互联系，奇经八脉中阴、阳维脉，阴、阳跷脉起于足部，这样足部就与全身脏腑器官通过经脉联系起来，为足部治疗提供了理论依据。

从医学发展史来看，足疗的起源远远早于其他疗法。在古代，当由于

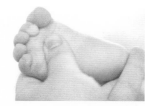
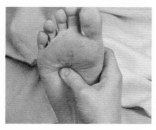

各种原因造成身体损伤，使身体产生疼痛不适等症状时，人们在有意或无意间用手或其他器具触及足部某些部位，发现疼痛缓解，症状减轻，人们逐渐认识到通过对足部进行刺激可治疗疾病。经过长期的探索和总结，这种足部刺激渐渐地演化为现在的足部按摩法、足部贴敷法、足部熏浴法、足部功法等一整套足疗法。

足疗广泛应用于内科、外科、妇科、儿科、皮肤科、五官科及一些疑难杂症等，其方法简单，疗效可靠，副作用小，具有极大的推广和使用价值。

## 刮痧疗法

刮痧疗法，是中国劳动人民长期以来在同疾病作斗争的过程中总结出来的一套独特的且行之有效的治疗方法，它以中医基础理论为指导，施术

于皮肤、经络、穴位和病变部位，把阻滞在人体内的病理代谢产物通过皮肤排泄出来，使病变的器官、组织及细胞得到氧气的补充而被活化，从而预防疾病及促进机体康复。

刮痧疗法是指应用光滑的硬物器具或手指、金属针具、瓷匙、古钱、玉石片等，蘸上食油、凡士林、白酒或清水，在人体表面特定部位，反复进行刮、挤、揪、捏、刺等物理刺激，以造成皮肤表面瘀血点、瘀血斑或点状出血，从而通过刺激体表皮肤及经络，改善人体气血流通状态，达到扶正祛邪、调节阴阳、活血化瘀、清热消肿、软坚散结等功效。

刮痧疗法同针灸疗法一样，起源于远古时期，已有几千年的历史。刮痧疗法不但开始在民间广泛地流传和应用，而且也开始为医学界不少名家所重视，使其治疗范围不断扩大，治疗方法不断改进和丰富，就连使用工具也日益多样，从而使其得到了更广泛的普及。其刮法有：羚羊角刮法、瓷器刮法、手指刮法、木针刮法、刮舌捵子刮法、盐刮法、棉线刮法、铜币刮法等。

近年来，刮痧疗法愈加受到人们的青睐，成为自我保健、家庭医疗的重要疗法，并且逐步发展成为一门独特的临床保健治疗学科。

## 拔罐疗法

拔罐疗法，是我国古代劳动人民在同疾病作斗争的过程中发明的一种治疗方法。它以罐为工具，利用燃烧、抽吸等方法排除罐内空气，造成负压，使罐吸附于人体病痛部、经穴处的体表，从而达到防病治病、强健身体的目的。拔罐疗法安全有效、简易实用、方便经济，是家喻户晓的常用物理疗法，也是中医非药物民间疗法的一个重要组成部分。

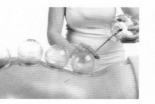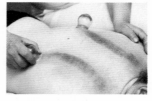

拔罐疗法在古代有以兽角或竹筒为工具的，故又称之为"角法""吸筒法"。拔罐疗法在日本为"真空净血法"，法国称为"杯术"，前苏联称为"瘀血疗法"，非洲大陆至今沿用"角法"。在学术上拔罐疗法已被载入很多专著，确立了其学术地位。临床从单一的外科（吸毒拔脓），发展到内、妇、儿、骨伤、皮肤、五官等其他学科；操作上从燃烧、煮水排气，发展为抽气、挤压等排气方法，更加方便、安全。科技的发展，极大丰富了拔罐疗法，特别是真空抽吸拔罐法，尤为方便。另外，拔罐疗法与中药外治及磁疗结合应用，进一步提高了疗效。拔罐疗法经过数千年发展、完善与提高，已被越来越多的人所接受，其简、便、廉、验、效等优点，更使人们乐于使用，因此被称为21世纪的绿色治疗方法。

## 按摩疗法

按摩，古代称为"导引""按跷""爪幕"等，目前在不同的地域有不同的称谓，如北方称为"按摩"，南方称为"推拿"，中原一带则称为"推按"。按摩是医生用双手在患者身体上施加不同的力量、技巧和功力，刺激某些特定的部位来达到恢复或改善人体的机能、促使病情康复的一种方法，属于现代所崇尚的自然疗法的一种，它是我国劳动人民在长期与疾病作斗争的过程中逐渐认识和发展起来的。

中医按摩是中国传统医学的重要组成部分，是研究防治皮肉、筋骨、气血、经络、脏腑损伤疾患的一门科学。它是一种适应证范围十分广泛的物理疗法，适用于伤科、内科、外科、妇科、儿科、五官科等疾病，属中医的外治法范畴。用于骨科疾病的称为正骨按摩，用于软组织损伤的称为伤科按摩，又称小推拿。正骨与伤科按摩相结合称为大推拿，用于儿科疾病称为小儿按摩，也称小儿推拿，以经络理论为指导的称为经络按摩、十四经按摩、经外奇穴按摩、窍穴奇穴按摩等。以脏腑理论为指导的称为脏腑按摩，以急救为目的的称为急救按摩，

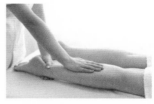

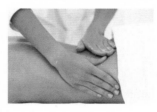

以保健强身为目的的称为保健按摩。以武术内功为基础，应用武术的技击技巧、擒拿格斗手法、点穴功法进行按摩的称为武术按摩、点穴按摩。按，是单纯地向下用力；摩，是在体表做环形摩按。早期的按摩手法种类很少，适应证也较少，随着时代的推移，由按、摩等手法逐渐发展出推法、拿、摇法等。通过不断实践，人们发现用力方向不同，治疗效果也不同，从而使手法的发展日趋合理，适应证范围逐渐扩大，并在不断的积累和总结中使其逐渐形成为一门独立的学科。

目前，按摩疗法已越来越为人们所重视，不仅是因为它在某些疾患中疗效显著，更重要的是它满足了现代人回归自然、在疾患治疗中趋向自然疗法的愿望。基于此，中医按摩在我国不断得到发展、充实和提高，并且越来越受到国外医学界的广泛重视。

## 手疗法

手疗，即通过对手部的特定部位，施以不同形式的刺激，以疏通经络气血，达到养生保健、防治疾病目的的一种传统医学疗法，它是一种既古老又新颖的治疗方法，是我国广大劳动人民和历代医学家在长期与疾病斗争及医疗实践中通过反复摸索、验证、总结所创立的一门独特的诊断治疗方法。所谓手部特定部位，包括手部的经穴、经外奇穴、手部全息反应区、第2掌骨侧穴位群；刺激的方式有按摩、针刺等，虽然方法很多，但刺激的部位都是在手部区域，所以统称为手疗。

从医学的发展来看，手疗的起源远远早于药物疗法。远在原始社会，人类穴居野外，天气寒冷时，人们会本能地搓揉双手，以增进血液循环，防止被冻伤；当身体受伤或出现病痛时，便会有意无意地用手抚摩、按压病痛部位，以求减轻病痛，缓解功能障碍，从而起到一定的治疗作用，这便是手疗的萌芽和雏形。

随着科学技术的发展，现代生活水平的不断提高，人们对健康更为关心。因此，能早期诊断、早期治疗，易操作、安全可靠的手疗法，更加深受人们的喜爱。现在，采用自然药物和非药物疗法通过手部治疗疾病，已为世人所瞩目。

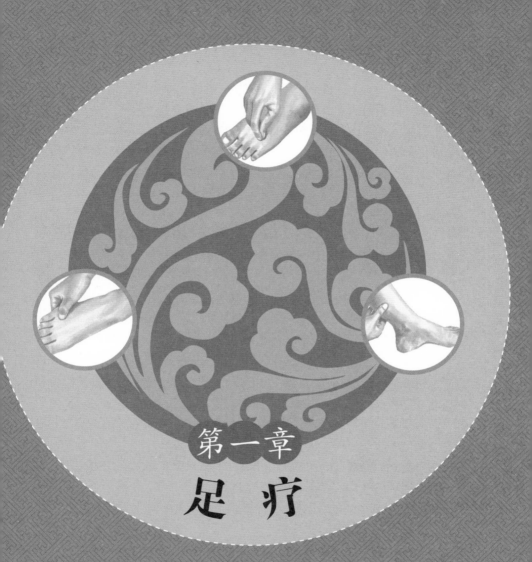

# 第一章

# 足疗

# 足疗的作用原理

足疗就是通过对足部反射区的刺激，调整人体生理机能，提高免疫系统功能，达到防病、治病、保健、强身的目的。

人有脚，犹如树有根；树枯根先竭，人老脚先衰，所以足的保健与人体的养生息息相关。足疗是一种传统的中医外治物理疗法，主要是依靠手法的力度和技巧以调节机体生理、病理变化而达到治疗目的，已被无数临床实践所证实是行之有效的疗法之一。足疗的作用原理主要是从以下四方面阐述的。

一是血液循环原理　人的心脏有节律的搏动将血液输送到身体的每一个角落，这些血液在全身循环流动，实现机体内外物质的运输和交换。当人体某个器官异常或病变时，产生的一些对人体有害的代谢产物就会沉积入血参与全身循环。由于地心引力的影响，这些有害物质很容易在人体最底部即足部沉积。通过采用足部按摩，促进血流通畅循环，这些有害物质能得到有效分解，最终被肾脏等排泄器官排出体外。

二是反射原理　人的体表和内脏充满丰富的感受器，外界或体内环境的变化一旦被感受器接受，就会引起神经冲动传入中枢神经，分析综合产生新的冲动后再传至器官、腺体或肌肉，使之做出相应的反应。足部密布着丰富的感受器和神经末梢，其受到的刺激也可以很快地反射到全身相应的各个部位。

三是全息论原理　利用激光拍下的照片底片上的任何一个部分，都可以复制出整体的影像。这就是来自于物理学的"全息"的概念，指每一个局部都包含着整体的信息。传统中医把脚看作是人体的"全息胚"，且人的双脚与其他全息胚相比，包含着的信息更丰富，从而复制出的整体形象就更清楚更易辨认，所以对脚的按摩就是对全身的按摩。

四是经络学原理　经络学说是祖国中医的主要理论根据。人体经络的结构是经络线，角质层较薄，经络循行线上有丰富而密集的毛细血管，周围密布着丰富的神经末梢和神经束。这样敏感而低阻的经络循行线是由人体各部位的穴点连接起来的，我们对足部的穴位进行按摩刺激，这种刺激就会沿经络循行线进行传导。

# 足部按摩的三大功效

　　传统中医认为人体足部是精气之根，与周身阴阳气血和经络有着密切的关系，通过以上的作用原理，我们归纳出按摩足部的三大主要功效。

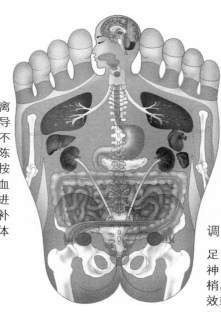

## 促进血液循环

由于足部位置远离心脏，故很容易导致周身血液循环不畅，进而影响新陈代谢。进行足部按摩，可帮助足部血液顺畅循环，促进机体新陈代谢、补充营养，恢复身体的正常运转。

## 调节神经系统

足部密布着丰富的神经组织与神经末梢，足底按摩通过有效刺激足底反射区，可调节相应组织器官的功能，改善和恢复疾病的同时，使身体更加强壮。

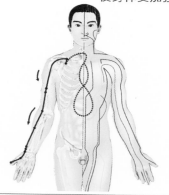

## 疏通经络气血

在人体十二经脉中有六条经脉到达足部。通过足部按摩治疗，充分地刺激足底穴位，这些穴位连接起来的经络可以得到有效疏通，进而起到调节和恢复人体机能的作用。

# 足疗的注意事项

结合前人的理论和实践，我们认识到足部按摩是有一套严格的流程的，每一个环节都有其一定的规律可循，按规律严谨地操作能为实现足部按摩的最佳效果提供可靠的保障。部分将对相关知识做具体的介绍。

## 足部按摩前的准备

在进行足部按摩之前，为了确保按摩的有效进行，对于按摩者和接受按摩者，都要进行充分的准备。

## 按摩者的准备

1. 在进行按摩前，应对接受按摩者的病情和全身情况有充分的了解，这需要详细了解其病史并仔细检查诊断。

2. 让接受按摩者充分放松，如果对方过分紧张或疲劳，强行施用按摩术，不仅达不到目的，反而可能会损伤按摩者的身体。

3. 对于待按摩部位，需要充分暴露，观察是否有皮肤溃疡、擦伤等。

4. 为了利于操作，按摩环境要保持光线明亮、环境舒适、通风良好、清洁干净等。

5. 对初次接受按摩治疗的病人，应注意其心理特点，耐心解释每项操作的方法和意义，争取患者的最大配合。

6. 整个操作过程要有节奏，应由慢到快、由轻至重，循序渐进。

## 接受按摩者的准备

1. 尽量地与按摩者配合，向按摩者详细提供自己的病史，并将自己的症状尽量详尽地告诉按摩者。

2. 按要求完成术前浸泡等预备程序。

3. 对按摩治疗有一定的心理准备，认真听取按摩者对治疗方法和过程的描述，并在操作中尽量与按摩者配合。

4. 当按摩者确定不适宜进行按摩治疗时，根据情况须向其他专科医生求治，切勿耽误病情。

# 按摩时间设置的注意事项

　　足部保健按摩的闻诊（听诊），主要是指通过人行走的节奏及脚步声来诊断对方的健康状况。这里将一些常见听诊方法记述如下，仅供参考。

### 按摩总时间

一般在半小时左右。如病情复杂或病症较重，可适度延长至 40 分钟。太短则达不到治疗效果，过长则易引起疲劳。

### 按摩总次数

要根据具体情况判断，因为影响疾病治愈的因素很多，如患者病情轻重、病史长短、患者自身对该治疗方法的反应及效果等。

### 按摩反射区时间

主要根据病变反射区的变化而调整，主要病症反射区，手力按摩 5 ～ 15 分钟，对于踏板按摩，一般为 5 分钟。

### 每日按摩的次数

如条件允许，2 次或 3 次为佳。

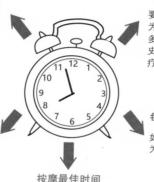

### 按摩最佳时间

睡前 30 分钟以内。

# 足疗治病小贴士之"望足疗病"

　　足部保健按摩的望诊，古人称为"观趾法"，主要指通过观察足的外形及足底的关节活动诊断病症。这里将一些常见脚底异常的诊断方法记述如下，仅供参考。

| 踇趾浮肿者 | 有高血压或糖尿病 |
|---|---|
| 踇趾翘起者 | 有肝或胆疾病 |
| 第二趾隆起者 | 有胃部疾病 |
| 第四趾翘起者 | 有便秘、风湿等病症 |
| 走路拖脚者 | 有脑动脉硬化症 |
| 脚趾甲变形者 | 有头部异常症 |
| 踝部水肿者 | 有肾脏或循环系统方面的病症 |

特别注意 在足部相应反射区如果发现有瘀血、变色或水肿等异常情况，则其相对的脏器或部位有可能有异常病症。

## 足部按摩时应依循的规律

根据人体病理解剖的规律，要求我们在按摩治疗的实际操作过程中，遵循一定的步骤，要循序渐进，才可以收到预先期望的效果。

1. 在刚开始足部按摩操作时，患者的排泄器官反射区必须先用 5 分钟左右的时间进行按摩。因为按摩能促使体内各种新陈代谢，使有害物质迅速进入泌尿系统，并使这些物质从这个系统中排泄到体外，而不妨碍体内循环。

2. 头部的大脑是人体中央的管理控制部门，大脑及其反应区形成对应的指挥关系。所以在一般情况下，按摩者应当重视大脑反射区的按摩。

3. 胃肠道在人体中的功能是吸收各种营养物质，并把废弃物质排出体外，从而供给全身多种营养成分。在发现部分区域出现敏感的情况下，应注意双脚的胃、十二指肠、胰腺和大小肠反射区，各用 3 分钟左右的时间进行踏板按摩。

4. 对人体淋巴结的按摩，能够促进淋巴系统的各淋巴细胞迅速消灭体内的有害物质，随着淋巴液的循环而移至排泄系统。所以在实际操作中，应把双脚中有关淋巴结的反射区，也适度地进行按摩，达到调节整体免疫功能的目的，一般的手力按摩时间为 2 分钟。

上述各器官反射区，如果在确诊结果无疼痛感时，一般可以不按摩。

## 按摩后的护理

足部按摩除了具有活血止痛、改善循环、增强免疫、疏经通络等作用以外，它的美容功效也已经越来越受到更多人的关注。足部按摩后的护理除了巩固疗效外，对美容的效果也是不言而喻的。

1. 清洁：浸泡双足可以使死皮渐渐软化，皮肤湿润光滑，应保持舒适的水温。浸泡后，用小刀把趾部已经软化的死皮慢慢刮掉，动作要轻，避免用力过大，伤害皮肤。足部的结构和皮肤相对比较特别，可以使用足部脚擦、脚形清洁刷等清洗指缝，再用天然浮石去除多余死皮、脚垫，光洁的足部才可以将养护成分吸收得更彻底。

2. 爽足：对于有病症的双足，不妨使用一些有针对性的护理产品，例如爽健天然舒缓足浴露、除臭防菌浴盐、除臭防菌喷雾、清凉薄荷爽脚粉、美足清爽足部喷雾、止汗除臭足部喷雾等。

3. 足膜：清洁后可以轻轻敷上足膜，特别的补水护理能使足部皮肤晶莹娇嫩，是足部美白的飞跃点。敷足膜时，从脚趾到足踝，保持方向一致，时间以 15 分钟为宜，最后用清水洗净，根据足部皮肤的干燥程度选择适宜的乳液擦拭即可。

4.防护：脚部在过量的运动以及高跟鞋的伤害下，很容易受到损伤。日常生活中也要做好足部的防护工作：舒适鞋跟、护理脚部的护垫都可以减轻鞋子对脚的伤害。尤其在冬季，双脚有可能因为寒冷而遭到侵害，在双脚被冻之后，涂上含有凡士林成分的药膏，第二天即可恢复。

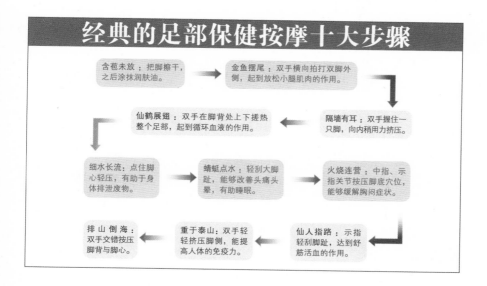

## 经典的足部保健按摩十大步骤

含苞未放：把脚擦干，之后涂抹润肤油。 → 金鱼摆尾：双手横向拍打双脚外侧，起到放松小腿肌肉的作用。

仙鹤展翅：双手在脚背处上下搓热整个足部，起到循环血液的作用。 ← 隔墙有耳：双手握住一只脚，向内稍用力挤压。

细水长流：点住脚心轻压，有助于身体排泄废物。 → 蜻蜓点水：轻刮大脚趾，能改善头痛头晕，有助睡眠。 → 火烧连营：中指、示指关节按压脚底穴位，能够缓解胸闷症状。

排山倒海：双手交错按压脚背与脚心。 ← 重于泰山：双手轻轻挤压脚侧，能提高人体的免疫力。 ← 仙人指路：示指轻刮脚趾，达到舒筋活血的作用。

## 足疗治病小贴士之"听足疗病"

足部保健按摩的闻诊（听诊），主要是指通过人行走的节奏及脚步声来诊断对方的健康状况。这里将一些常见听诊方法记述如下，仅供参考。

| 脚步较快有规律者 | 一般性格开朗，聪明灵巧 | 最常见的健康型 |
|---|---|---|
| 脚步声缓慢而低沉者 | 典型的满腹心事、情绪不安的人 | 如果长期心情抑郁，将会导致各种身心疾病 |
| 脚步声沉重而且十分费力者 | 绝大多数人手脚和脚膝有虚证 | |
| 脚步声杂乱亦无规则者 | 身体的某个方面一定有什么病症，要特别留意健康状况，必要时请医治疗 | |

# 足疗治疗 34 种常见病

## 流行性感冒

简称"流感"，是春、冬季常见疾病，常由流行性感冒病毒感染引起。主要表现为头痛、高热（有时可达 40℃左右），并伴有肌肉的酸痛、鼻塞、打喷嚏、流鼻涕、咽肿痛、干咳、少量黏痰等现象。幼儿有慢性肺病及年老体弱者常会并发肺炎，严重影响人体健康。这是一种自愈性疾病，1 周左右可自动痊愈。适度足部保健按摩可减轻症状，明显缩短病程。

### ★ 按摩取穴

经穴：内庭、大都、太溪、复溜、侠溪、太冲、公孙。

奇穴：1 号穴（足底后缘中点直上 1 寸）、17 号穴（踝关节横纹中点直下2.5 寸）、24 号穴（第 2 趾第 2 趾关节内侧赤白肉际处）、25 号穴（第 3趾第 2 趾关节内侧赤白肉际处）。

### 有效反射区

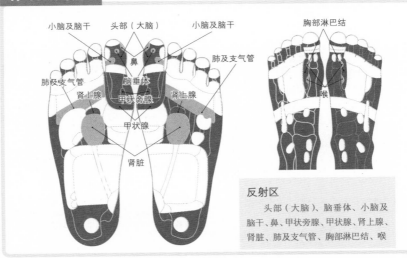

反射区

头部（大脑）、脑垂体、小脑及脑干、鼻、甲状旁腺、甲状腺、肾上腺、肾脏、肺及支气管、胸部淋巴结、喉

## ●足浴治疗流行性感冒的配方●

贯众叶100克，荆芥、苏叶、防风各30克，薄荷20克。水煎取汁混入水中浴足，用于发汗解表。

# 操作手法与步骤

公孙

点揉内庭、大都、太溪、复溜、侠溪、太冲、公孙、1号穴、17号穴、24号穴、25号穴等穴位，各1～2分钟，以局部胀痛为宜。

拇指指端点法

用拇指指端点法、示指指间关节点法、拇指关节刮法、按法、示指关节刮法、拳刮法、拇指推法、擦法、拍法等作用于相应反射区，各操作2分钟，以局部酸胀为佳。

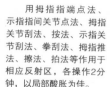

**①**

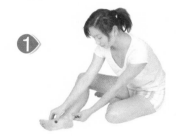

**②**

用放松休闲手法进行足部放松，擦足心，致局部发烫。

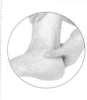

可用力按1号穴或以热水浴足后施按，宜使局部温热，按后迅速保温。

**③**

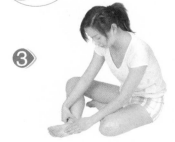

**④**

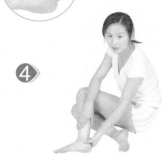

### 注意事项

在接受按摩治疗的同时，患者要注意防寒保暖，多饮开水，避免过度劳累。由于按摩治疗一般无不良反应，所以这种方法尤其适合小孩、老人和孕妇。

# 咳嗽 🔳

咳嗽是肺系疾病的主要症候之一。由六淫外邪侵袭肺系或脏腑功能失调，内邪扰肺，肺气上逆所致。其中有声无痰为咳，有痰无声为嗽，往往同时并有气喘、咽痛、声音沙哑、咳痰或低气怯声等症状，适当进行足部按摩可以明显减轻咳嗽症状。

咳嗽一般有短暂性剧烈的咳嗽和慢性、持续性咳嗽之分。慢性的、持续性的咳嗽常见于上呼吸道感染、咽喉炎、急慢性支气管炎、支气管扩张、肺炎、肺结核等疾病，有害气体刺激也能引起短暂性咳嗽。

## ★ 按摩取穴

经穴：大钟、太溪、涌泉、然谷、太冲、三阴交。

奇穴：1号穴、7号穴（足底后缘中点直上5寸）、17号穴、29号穴（内踝正中直下2寸）。

## 有效反射区

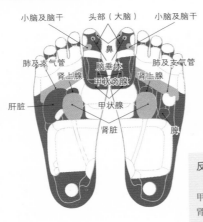
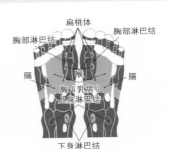

反射区

头部（大脑）、脑垂体、小脑及脑干、鼻、甲状腺、肺及支气管、肝脏、脾、肾上腺、肾脏、喉、上身淋巴结、下身淋巴结、胸（乳房）、胸部淋巴结、膈、扁桃体

## ●足浴治疗咳嗽的配方●

鱼腥草150克，杏仁100g，桑叶100g，菊花100g，桔梗80g，甘草50g，麻黄30克。水煎后浴足，用于清热化痰，宣肺理气，适用于痰热咳嗽。

# 操作手法与步骤

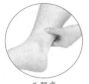

三阴交

依次点按大钟、太溪、涌泉、然谷、太冲，三阴交、1号穴、7号穴、17号穴、29号穴各2~3分钟，力度中等。

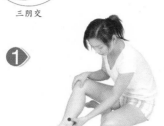

**①**

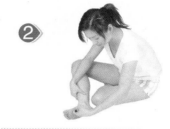

示指指间关节点法

用拇指指端点法、示指指间关节点法、拇指关节刮法、按法、示指关节刮法、双指关节刮法、拳刮法、拍法等，用于相应反射区，各操作2分钟，以局部酸胀为佳。

**②**

使用放松休闲手法进行局部放松，用力擦足跟部。

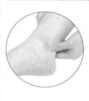

可用热净水浴足后施按，注意保温；点揉宜深透，擦摩宜发红微热。

**③**

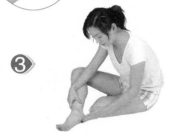

**④**

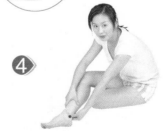

## 注意事项

　　重点按摩双脚背面（不是脚底，大踇趾根部两侧的部位，即扁桃体的反射区，只要扁桃体发炎时，这个部位就会很疼，所以很容易找到。左、右大脚趾都要按摩，一只脚趾按摩5分钟，两个大脚趾共按摩10分钟）。重点按摩扁桃体反射区后，患者咽喉肿痛的现象会明显减轻。

# 肺炎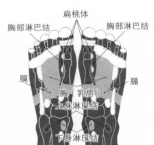

　　肺炎双球菌一般寄居在正常人的鼻咽部，一般不会发病，当人体免疫力下降时，如感冒、劳累时，肺炎双球菌即可趁机侵入人体，引起肺炎，或大气污染、长期吸烟等因素，造成呼吸系统疾病从而引发肺炎。

　　肺炎是由肺炎球菌引起的肺部炎症。临床上以突发寒战、高热、胸痛、咳嗽、咳痰为主要症状。患者多见于 20 ~ 40 岁之间，冬、春季发病率较高；选用有效抗生素抗菌治疗，配合相应的足部保健按摩，可减轻患者症状，加快疾病治愈。

## ★ 按摩取穴

经穴：太溪、太冲、涌泉、然谷、公孙、丘墟、足临泣、解溪、昆仑。
奇穴：4 号穴（足底后缘中点直上 3 寸，旁开 1 寸）、5 号穴（足底后缘中点直上 4 寸，外旁开 1.5 寸）、18 号穴（足背第 1 跖骨头前凹陷中）。

## 有效反射区

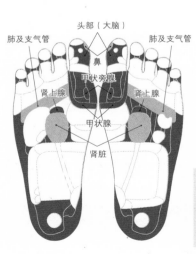

反射区

　　头部（大脑）、鼻、甲状腺、肺及支气管、肾脏、肾上腺、上身淋巴结、下身淋巴结、胸（乳房）、胸部淋巴结、膈、扁桃体

## ●足浴治疗肺炎的配方●

组成：金银花、黄芩、桑白皮各15克，葶苈子30克，薄荷、鱼腥草、桔梗各6克。

用法：上药加清水500~1000毫升，煎沸后，取药液倒入脚盆内，待水温稍凉后，浸泡双足30分钟。每日1~2次。

# 操作手法与步骤

解溪

中等力度点揉太溪、太冲、涌泉、然谷、公孙、丘墟、足临泣、解溪、昆仑、4号穴、5号穴、18号穴，各1~2分钟。

示指关节刮法

用拇指指端点法、示指指间关节点法、拇指关节刮法、按法、示指关节刮法、双指关节刮法、拳刮法、拇指推法、擦法、拍法等手法作用于相应反射区，各操作2分钟，以局部酸痛为佳。

**1**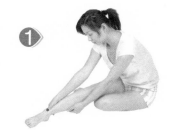

**2**

**3**

可在按摩前先用混有相关药水的热水浴足，然后再进行按摩操作。

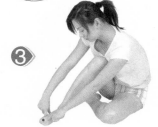

**4**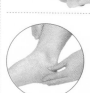

敏感点用重手法刺激，或借助于按摩工具；用放松休闲手法进行局部放松，用力擦足跟部。

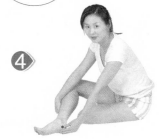

**注意事项**

1. 按摩治疗小儿支气管肺炎主要起辅助治疗作用，本法对轻症患儿有一定疗效。
2. 重症患儿必须到医院就诊，以免延误病情，出现危险。
3. 患儿所住房间要保持空气新鲜，温度适宜。

# 心悸 ✚

　　心悸是病人自觉心中悸动不安，甚至不能自主的一种病症。临床主要表现为经常伴有失眠、健忘、晕眩、多梦、耳鸣等症状，不仅听诊心率常超过 140 次 / 分钟，而且心电图显示多为心跳过速。

　　心悸患者应保持精神乐观，情绪稳定，应避免惊恐刺激及忧思恼怒等。生活作息要有规律。饮食有节，宜进食营养丰富而易消化吸收的食物，宜低脂、低盐饮食，忌烟酒、浓茶。轻证可从事适当体力活动，以不觉劳累、不加重症状为度。

## ★ 按摩取穴

经穴：涌泉、太冲、公孙、太溪。

奇穴：失眠（足跟部正中点）、3 号穴（足底后缘中点直上 3 寸）。

## 有效反射区

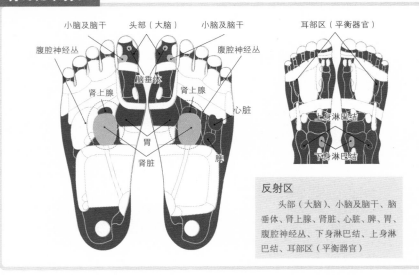

反射区

　　头部（大脑）、小脑及脑干、脑垂体、肾上腺、肾脏、心脏、脾、胃、腹腔神经丛、下身淋巴结、上身淋巴结、耳部区（平衡器官）

## ●足浴治疗心悸的配方●

芥末200～500克，以少量水调成糊状，直至出现芥子油气味，混入水中浴足，每日1次，可活血通络，适用于冠心病、心悸、心绞痛等。

# 操作手法与步骤

失眠

点揉涌泉、太冲、公孙、太溪、失眠、3号穴各2分钟。

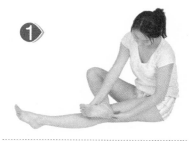

**①**

擦法

用拇指指端点法、示指指间关节点法、拇指关节刮法、按法、示指关节刮法、双指关节刮法、拳刮法、拇指推法、擦法、拍法等手法作用于相应反射区，各操作3～5分钟，以局部酸痛为佳。

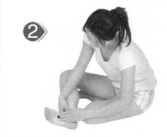

**②**

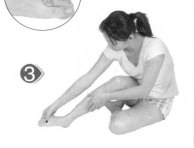

重擦足底，点揉心区、肾区、胸膈区等；拔摇各趾，掐跖趾关节。

**③**

根据情况可再加用相关症状的反应穴区；操作宜和缓持续，按摩后可暖身安睡。

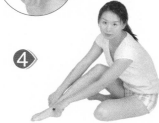

**④**

**注意事项**

1. 平时注意营养，少吃动物脂肪或胆固醇含量较高的食物，如蛋黄、鱼子、动物肝脏等，少吃肉，多吃鱼和豆制品，多吃蔬菜和水果。

2. 保证充足睡眠，不能过度劳累。

3. 做适量运动，饭后慢慢散步，或者打太极拳。

4. 洗澡的时候注意时间不要太长，温度要适度，最好在家人的陪伴下洗澡。

# 肺心病

肺心病是常见的慢性心脏病。多在寒冷季节发病，临床表现为长期慢性咳嗽、咳痰或哮喘，并逐步出现乏力、呼吸困难、心悸、头痛、嗜睡、少尿等症状。原因在于慢性肺病而导致心功能受损，心脏不能堪负重压，表现出多种心脏症状。

肺源性心脏病，绝大多数是慢性支气管炎、支气管哮喘并发肺气肿的后果，因此积极防治这些疾病是避免肺心病发生的根本措施。

## ★ 按摩取穴

经穴：**涌泉、太溪、然谷、太冲。**

奇穴：**7 号穴、17 号穴、29 号穴。**

## 有效反射区

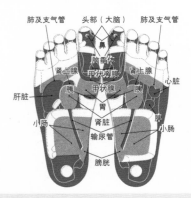
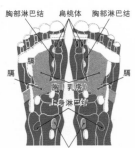

### 反射区

头部（大脑）、脑垂体、鼻、甲状腺、肺及支气管、心脏、肝脏、脾、肾上腺、肾脏、输尿管、膀胱、胃、小肠、胰、上身淋巴结、下身淋巴结、胸（乳房）、胸部淋巴结、膈、扁桃体

## ●足浴治疗肺心病的配方●

组成：艾叶15克。

用法：加水煮5分钟，但禁忌天天泡艾叶，1周1~2次即可。

# 操作手法与步骤

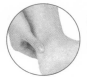

按揉涌泉、太溪、然谷、太冲、7号穴、17号穴、29号穴，各1~2分钟。

太溪

用拇指指端点法、示指指间关节点法、拇指关节刮法、按法、示指关节刮法、双指关节刮法、拳刮法、拇指推法、擦法、拍法等手法作用于相应反射区，各操作2分钟，以局部酸痛为佳。

拇指指端点法

**❶**

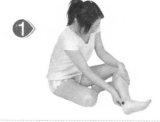

**❷**

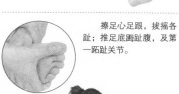

**❸**

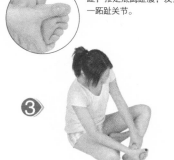

擦足心足跟，拔摇各趾；推足底踇趾腹，及第一跖趾关节。

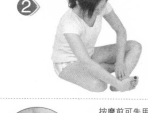

**❹**

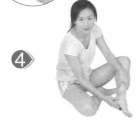

按摩前可先用混有相关药水的热水浴足，也可以视情况加用壮肾健脾或急救的穴区，手法多以中度为佳。

**注意事项**

1. 平时宜多吃萝卜、梨、枇杷、冬瓜、西瓜等新鲜蔬菜水果，有助于养肺清痰。必须戒烟，忌食辛辣、发物、肥肉、酒类等刺激性和不易消化的食物。

2. 改善环境，消除有害烟雾、粉尘和有害气体对呼吸道的刺激。

3. 按时休息，慎防劳累过度，保持居室清洁温暖、空气流通，注意季节变化，及时添加衣被，预防呼吸道感染。

# 中风后遗症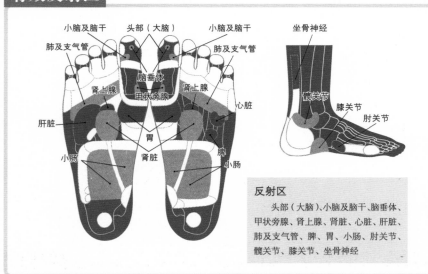

　　中风后遗症是急性脑血管病所遗留的一种病症，在临床上主要表现为半身不遂、口眼歪斜、语言謇涩、口角流涎、吞咽困难、脚底麻木等症状。

　　中医认为本病多因平素气血虚衰，在心、肝、肾三经阴阳失调的情况下，情志郁结，起居失宜，导致肝肾之阴不足，心火肝阳偏亢；或因饮酒暴食，生痰化热而生内风所致。

## ★ 按摩取穴

经穴：太冲、仆参、解溪、金门、丘墟、中封、昆仑。

奇穴：心区（然谷穴上1寸，旁开1寸）、肝区（然谷穴上2寸）、肾区（然谷穴上1.5寸，旁开1寸）、足后四白（外踝高点至跟腱引垂线与足底纵中线的交点）。

## 有效反射区

小脑及脑干　头部（大脑）　小脑及脑干
肺及支气管　　　　　　　　　肺及支气管
　　　　　　　脑垂体
肾上腺　　　甲状旁腺　　肾上腺
肝脏　　　　　　　　　　　心脏
　　　　　　　胃
小肠　　　　肾脏　　　脾　小肠

坐骨神经
髋关节　　膝关节
　　　　　　　　肘关节

**反射区**

　　头部（大脑）、小脑及脑干、脑垂体、甲状旁腺、肾上腺、肾脏、心脏、肝脏、肺及支气管、脾、胃、小肠、肘关节、髋关节、膝关节、坐骨神经

## ●足浴治疗中风的配方●

　　伸筋草、透骨草、红花各3克，加水2000毫升煮沸10分钟，混入水中泡手和浴足，每日3次，连续2月，可舒筋活络，活血化瘀，用于中风手足痉挛者。

# 操作手法与步骤

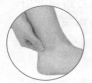

昆仑

重手法点按仆参、金门、太冲、解溪、丘墟、中封、昆仑、心区点、肝区点、肾区点、足后四白等穴，各2~3分钟。

拍法

用拇指指端点法、示指指间关节点法、拇指关节刮法、按法、示指关节刮法、双指关节刮法、拳刮法、拇指推法、擦法、拍法等手法作用于相应反射区，各操作3~5分钟，力度可逐渐加重。

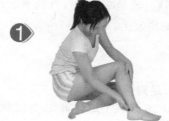
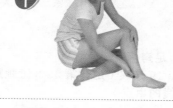

① ②

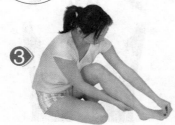

捻拨、活动各关节，患病一侧加强操作。

③

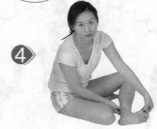

按摩前可先用混有相关药水的热水浴足。另外，脚底各趾甲根缘亦可掐点，或也可根据情况配合其他相应穴区。

④

## 注意事项

点按肝脏、肺脏可以调气理经，点按风池穴可以息风通络，点按肩井穴可以调理周身的阳气，配合局部穴位可达到治疗本病的功效。

如果患者阴火旺则需加按涌泉穴、曲池穴，治疗的时候疗效至关重要。对中风后遗症患者必须争取早日康复，尤其是在发病后的前3个月里，积极治疗是康复的最佳时机。

# 呃逆 ✚

　　呃逆亦称膈肌痉挛，是由于迷走神经和膈神经受到刺激后，使膈肌产生间歇性的收缩运动所致，以气逆上冲，呃声频频短促，使人不能自主为典型表现。难治性呃逆可使患者十分难受，常提示膈肌周围有病变。

　　呃逆可由多种原因引起，其实就是胃气上逆动膈所致。常见的可由暴饮暴食之后突然喝冷饮、热饮，或是吃刺激性食物引起，大多症状轻微，可自愈，这属于正常的现象。

## ★ 按摩取穴

经穴：涌泉、大都、冲阳、太白、公孙、足窍阴。
奇穴：10号穴（涌泉穴向内旁开 1 寸）、19号穴（足背第 2、3 趾趾蹼间后 3 寸）、27号穴（太白穴与公孙穴连线的中点）。

## 有效反射区

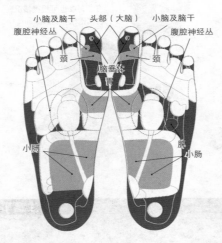
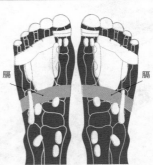

反射区
头部（大脑）、小脑及脑干、脑垂体、膈、脾、胃、小肠、颈、腹腔神经丛

## ●足浴治疗呃逆的配方●

　　陈皮、法半夏、吴茱萸、干姜、川椒各10克，香菜50克。将诸药择净，放入药罐中，加清水适量浸泡5～10分钟后，水煎取汁，放入浴盆中，待温时浴足。

# 操作手法与步骤

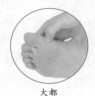

掐点足窍阴2分钟，点揉涌泉、大都、冲阳、太白、公孙、10号穴、19号穴、27号穴，各1~2分钟。

大都

**①**

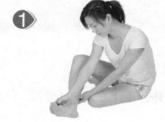

用拇指指端点法、示指指间关节点法、按法、双指关节刮法、拳刮法、拇指推法、擦法、拍法等作用于相应反射区，各操作3~5分钟，以局部酸痛为佳，横膈膜、胃、腹可延长操作时间。

拇指推法

**②**

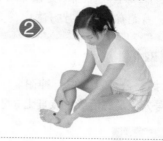

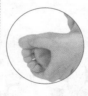

在第1、2跖骨与第2、3跖骨足底缝隙中深推，推擦足底内侧。

**③**

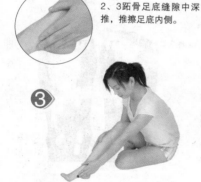

按摩时手法宜由轻到重，如果长时间反复呃逆或伴吐射、舌强等，应立即去医院检查。

**④**

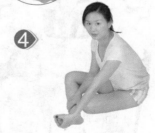

## 注意事项

　　1. 培养良好的饮食习惯，避免暴饮暴食，按摩期间禁食冷饮及酸、辣等刺激性食物。

　　2. 要注意保暖，避免寒凉的刺激。

　　3. 按摩治疗本病时，应采用较重手法，但不可太用力，要由轻到重，让患者可以忍受。

# 呕吐

呕吐是指胃内容物或一部分小肠内容物通过食管逆流出口腔的一种复杂的反射动作。呕吐是临床常见症状，表现为上腹部特殊不适感，常伴有头晕、流涎、脉缓、血压降低等迷走神经兴奋症状。

神经性呕吐多由于疾病或创伤刺激呕吐中枢所引起，常见于脑震荡、晕车船、颅内占位性病变高血压、梅尼埃病等疾患，亦可因酒醉后反复呕吐，或因为减肥等长期不正常进食而厌食所造成，在临床上尚无有效的治疗方法。

## ★ 按摩取穴

经穴：大都、公孙、太白、冲阳。

奇穴：8 号穴（足底后缘中点直上 5 寸，向外旁开 1 寸）、10 号穴、19 号穴。

## 有效反射区

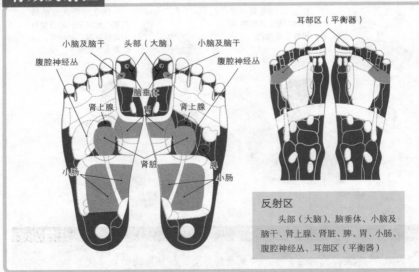

反射区
头部（大脑）、脑垂体、小脑及脑干、肾上腺、肾脏、脾、胃、小肠、腹腔神经丛、耳部区（平衡器）

## ●足浴治疗呕吐的配方●

萝卜菜150克，大葱、生姜各30克。将萝卜菜、葱姜择净，切细，放入药罐中，加清水适量浸泡5~10分钟，每日1次，连续使用1周。

# 操作手法与步骤

公孙

重手法点揉冲阳、大都、公孙、太白穴、8号穴、10号穴、19号穴，各2分钟。

**①**

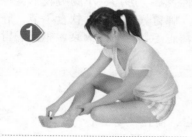

示指指间关节点法

用拇指指端点法、示指指间关节点法、拇指关节刮法、按法、示指关节刮法、双指关节刮法、拳刮法、拇指推法、擦法、拍法等手法作用于相应反射区，各操作3～5分钟，以局部酸痛为佳。

**②**

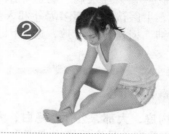

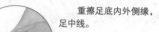

重擦足底内外侧缘，足中线。

**③**

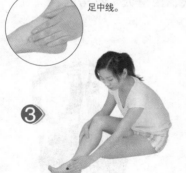

急发重手法刺激，并可配合脚底相应穴区按摩，达到治本的目的。

**④**

# 腹泻 ✚

　　腹泻是一种胃肠疾病的常见症状，临床乏力主要表现为排便次数增多，便质稀薄，水样或带有脓血，可兼见腹鸣、腹痛、食少、神疲及脱水症状等。小儿严重腹泻必须进入医院输液治疗，及时纠正脱水症状，否则会有生命危险。

　　急性腹泻最常见的病因是因为细菌或病毒感染，另外寄生虫感染、食物中毒、药物也可引起急性腹泻；慢性腹泻的病因较复杂，可由肠道感染性疾病、肠道非感染性炎症、肿瘤、小肠吸收不良等引发。中医认为腹泻多因外邪入侵、脾胃气机受阻、饮食不节、肝气郁结、损伤脾胃所致，还可因为情志不畅、命门火衰、犯及肠胃而引发。

## ★ 按摩取穴

经穴：内庭、大都、公孙、隐白、太白、商丘。

奇穴：6 号穴（足底后缘中点直上 5 寸，向内旁开 1 寸）、9 号穴（蹈趾与第 2 趾趾蹼间直向后 4 寸）、10 号穴、19 号穴、27 号穴。

## 有效反射区

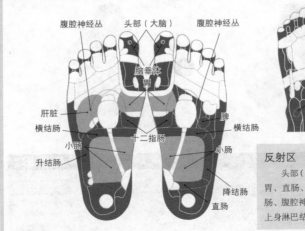
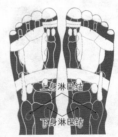

腹腔神经丛　头部（大脑）　腹腔神经丛

脑垂体
胃

肝脏
横结肠
小肠
升结肠

十二指肠

脾
横结肠
小肠

降结肠
直肠

上身淋巴结
下身淋巴结

### 反射区

　　头部（大脑）、脑垂体、肝脏、脾、胃、直肠、降结肠、横结肠、升结肠、腹腔神经丛、十二指肠、小肠、上身淋巴结、下身淋巴结

### ●足浴治疗腹泻的配方●

　　白扁豆、车前草各150克。水煎浴足，每日2～3次，连续3天，1天1剂，用于清热利湿。

# 操作手法与步骤

内庭

按揉内庭、大都、公孙、隐白、太白、商丘、6号穴、9号穴、19号穴、27号穴、10号穴等穴，各1~2分钟。

拇指关节刮法

用拇指指端点法、示指指间关节点法、拇指关节刮法、按法、示指关节刮法、双指关节刮法、拳刮法、拇指推法、擦法、拍法等手法作用于相应反射区，各操作3~5分钟，以局部酸痛为佳。

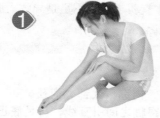
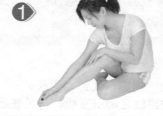

擦足底正中线及内外踝等部位。

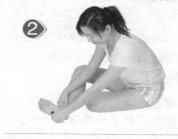

兼可具体加用对症穴区，急性腹泻宜用快重手法，慢性腹泻则宜用持续柔和的手法。

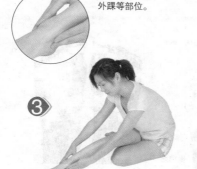

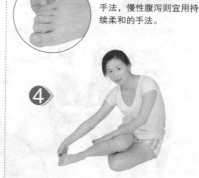

**注意事项**

1. 在按摩过程中要注意保养，摄取食物要定时、定量，不吃不洁的食物。注意保护腹部，不要着凉。

2. 本病按摩治疗有效，但不排除其他疗法，特别是有感染因素的病症，可同时服用抗生素等类药物治疗，如出现脱水或中毒，应及时静脉输液治疗。

# 便秘

便秘属于大肠传导功能失常，粪便不能及时排出所形成的症状，表现为大便闭结不通，排便间隔时间延长，或虽有便意但排便困难，在长期紧张工作、用脑过度的人及老年人中易出现。对长期便秘者进行身体检查，可见其直肠及肛门附近有粪石存在。

引发功能性便秘的因素有很多，如进食少、精神因素、年老体弱或排便动力缺乏等。中医认为，体内津液不足、失于滋润或气虚推动无力、肠胃燥热、情志不疏、身体衰弱、气血不足是导致大肠传导功能失常而引发便秘的几个主要原因。

## ★ 按摩取穴

经穴：解溪、太白、涌泉、大钟、三阴交、内庭、大都、商丘。

奇穴：炉底三针（足底侧，由外踝高点与跟腱之间引直线，与足底正中线之交点，前1.5寸有1穴，左右旁开0.5寸各1穴，计3穴）。

## 有效反射区

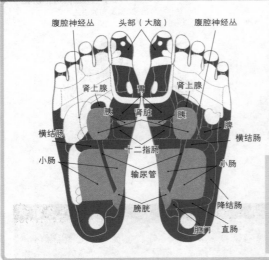

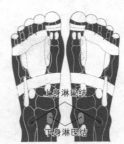

反射区

头部（大脑）、肾上腺、肾脏、输尿管、膀胱、胃、十二指肠、小肠、直肠、肛门、腹腔神经丛、横结肠、降结肠、脾、胰、上身淋巴结、下身淋巴结

## ●足浴治疗便秘的配方●

用花椒、姜、盐、醋、小茴香等浴足并按摩，对功能性便秘有较好的防治效果。

# 操作手法与步骤

解溪

按揉足部足底涌泉穴2分钟；点按解溪、太白、内庭、大都、商丘、大钟、三阴交、炉底三针各1~2分钟。

**①**

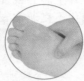

拇指指端点法

用拇指端点法、示指指间关节点法、拇指关节刮法、按法、示指关节刮法、双指关节刮法、拳刮法、拇指推法、擦法、拍法等手法作用于相应反射区，各操作3~5分钟，以局部酸痛为佳。

**②**

擦足心，拔摇各趾。

**③**

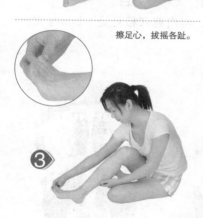

老年患者宜手法柔和持续，多操作肾反射区等区域。

**④**

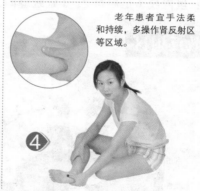

导致便秘主要有三个原因：

1．饮食结构不合理。偏爱吃蛋白质含量高和辛辣的食物，高蛋白食物在肠道中运行的速度缓慢，并且能滋生很多有害物质。

2．年老体弱。老年人体质下降，胃肠运动能力同样下降，加上肛周肌肉力量下降，因此老年人大多数便秘。

3．过度消瘦的女性。女孩子为了苗条，对油脂退避三舍，殊不知适量的脂肪摄入对身体是很必要的，如果脂肪摄入量过少就会导致大便干燥。

# 消化不良

消化不良是由于外感病邪或食物因素及饮食过度影响肠胃的消化功能而引起的，消化不良通常表现为断断续续地有上腹部不适或疼痛、饱胀、烧心、嗳气、腹泻等现象发生。本症患者常因胸闷、早饱感、肚子胀等不适而不愿进食或尽量少进食，夜里也不易安睡，睡后常有噩梦。

功能性消化不良可与胃十二指肠炎症、胃动力不足、胃酸分泌异常、幽门螺杆菌以及精神心理因素有关，总之功能性消化不良病位在胃，涉及肝、脾二脏。另外紧张、焦虑、恐惧等会加重胃肠黏膜的缺血缺氧，从而引起消化不良。

## ★ 按摩取穴

经穴：内庭、解溪、公孙、商丘、冲阳、大都、太白。

奇穴：里内庭（足底第 2、3 趾趾缝间，与内庭穴相对处）、6 号穴。

## 有效反射区

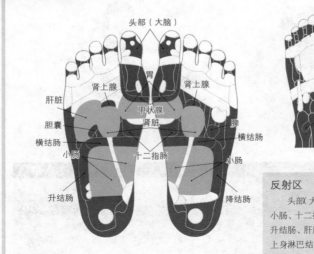

头部（大脑）
肝脏
肾上腺
胃
肾上腺
甲状腺
肾脏
脾
胆囊
横结肠
横结肠
小肠
十二指肠
小肠
升结肠
降结肠

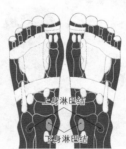

上身淋巴结
下身淋巴结

**反射区**

头部（大脑）、肾上腺、肾脏、胃、小肠、十二指肠、降结肠、横结肠、升结肠、肝脏、胆囊、脾、甲状腺、上身淋巴结、下身淋巴结

### ●足浴治疗小儿消化不良的配方●

吴茱萸、桔梗、水煎取汁1000毫升，足浴治疗小儿水泻和消化不良腹泻。

# 操作手法与步骤

内庭

点揉内庭、解溪、公孙，揉商丘、冲阳、大都、太白、里内庭、6号穴，各1~2分钟。

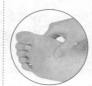

拇指推法

用拇指指端点法、示指指间关节点法、拇指关节刮法、按法、示指关节刮法、双指关节刮法、拳刮法、拇指推法、擦法、拍法等手法作用于相应反射区，各操作3~5分钟，以局部酸痛为佳。

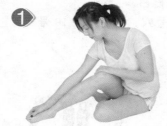

① 

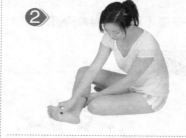

② 

擦足底正中线。

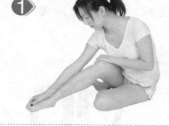

③ 

按摩手法宜中度柔和，持续时间长些。还可根据具体情况加选对症穴区。

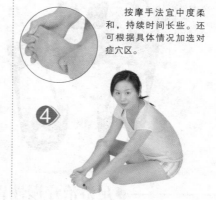

④ 

## 注意事项

1. 按摩的手法应该轻重相宜，不要让孩子觉得不舒服。
2. 每天按摩5~10分钟即可，坚持3个月以上效果较好。
3. 按摩时室内温度应该在22℃以上，避免孩子着凉。
4. 本手法不宜在空腹时或饭后进行。

# 慢性胃炎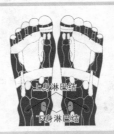

慢性胃炎是由于长期受到伤害性刺激、反复摩擦损伤、饮食无规律、情绪不佳等引起的一种胃黏膜炎性病变。此病病程较长，症状持续或反复发作，通常表现为食欲减退，上腹部不适或隐痛，嗳气、吞酸、口苦、便秘、恶心、呕吐等。

## ★ 按摩取穴

经穴：内庭、大都、太白、公孙、解溪、隐白。

奇穴：平痛（涌泉穴向外旁开 1 寸）、6 号穴、10 号穴、19 号穴。

## 有效反射区

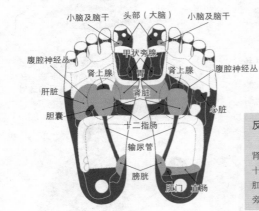

反射区

头部（大脑）、小脑及脑干、肾上腺、肾脏、输尿管、膀胱、胃、十二指肠、腹腔神经丛、直肠、肛门、心脏、肝脏、胆囊、甲状旁腺、上身淋巴结、下身淋巴结

### ●足浴治疗慢性胃炎的配方●

（1）组成：生姜30克，木瓜500克，米醋500毫升，芍药50克。

用法：加水少许，煎煮至沸腾，待温热后，泡洗双脚30分钟，每日1次。

（2）组成：党参40克，白术20克，苍术30克。

用法：上述药物加水1000毫升，煎煮至沸腾，待温热后，泡洗双脚30分钟，每日1次，10天为1个疗程。

（3）组成：干姜30克，番茄叶20克。

用法：将上药加清水适量，水煎取汁，倒入脚盆中，待温时足浴，每次30分钟，每日2次，连续5天为1个疗程。

# 操作手法与步骤

点按内庭、大都、太白、公孙、解溪、隐白、平痛、6号穴、10号穴、19号穴等穴，各2分钟。

隐白

用拇指指端点法、示土指指间关节点法、拇指关节刮法、按法、示指关节刮法、双指关节刮法、拳刮法、拇指推法、擦法、拍法等手法作用于相应反射区，各操作3~5分钟，以局部酸痛为佳。

拳刮法

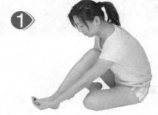
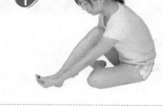

**1**

**2**

擦足底正中线。

按摩手法宜中度柔和，持续时间长些，还可根据具体情况加选对症穴区。

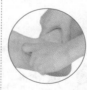

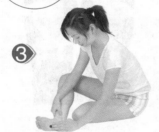

**3**

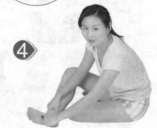

**4**

**注意事项**

1. 注意要吃有营养的食物，多吃高蛋白及高维生素的食物，保证各种营养充足，防止贫血。

2. 当口服抗生素治疗某种炎症疾病时，应同时饮用酸性物质。

# 慢性肠炎 🏥

　　该病患者大便次数增多，粪便稀薄，甚至为水样或白冻便，还表现为面色不华，精神不振，少气懒言，四肢乏力，喜温怕冷。如在急性炎症期，除发热外，可见失水、休克、出血等。常见黎明前腹痛、腹鸣即泻，泻后则安，并有长期反复发作的趋势。

　　除了少数病因不明的肠炎，大多数肠炎以细菌性和病毒性较为常见。细菌性的肠炎可由大肠杆菌、沙门氏菌等引起，病毒性的肠炎可由犬瘟热病毒、犬细小病毒等引起。另外，精神紧张、焦虑、过食生冷食物、作息不规律也可引发本病。

## ★ 按摩取穴

经穴：解溪、冲阳、内庭、隐白、大都、太白、公孙、商丘。

奇穴：平痛、6 号穴、10 号穴、19 号穴。

## 有效反射区

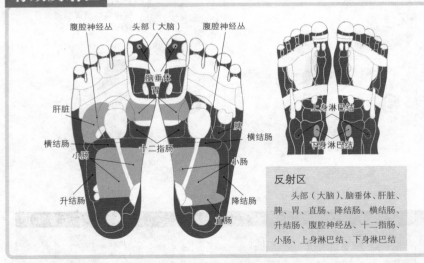

反射区

头部（大脑）、脑垂体、肝脏、脾、胃、直肠、降结肠、横结肠、升结肠、腹腔神经丛、十二指肠、小肠、上身淋巴结、下身淋巴结

### ●足浴治疗慢性肠炎的配方●

　　桂枝20克，麻黄、羌活、独活各 15克，红花、细辛、艾叶各10克。加清水适量浸泡5～10分钟。

# 操作手法与步骤

大都

按揉内庭、大都、公孙、解溪、冲阳、太白、商丘、隐白、10号穴、19号穴、平痛、6号穴，各1~2分钟。

拳刮法

用拇指指端点法、示指指间关节点法、拇指关节刮法、按法、示指关节刮法、双指关节刮法、拳刮法、拇指推法、擦法、拍法等手法作用于相应反射区，各操作3~5分钟，以局部酸痛为佳。

**❶**

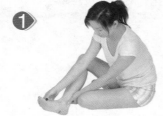

**❷**

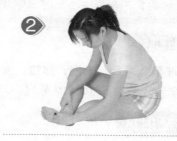

**❸**

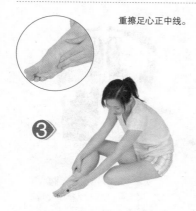

重擦足心正中线。

**❹**

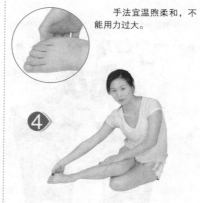

手法宜温煦柔和，不能用力过大。

## 注意事项

1. 注意休息和营养，多吃易消化的食物，如米汤蔬菜，如果腹寒、腹痛、腹泻，也可以喝姜汤，调和胃气，同时忌食辛辣和油腻的食物。

2. 在有条件的情况下，可配合红外线、拔罐、针灸、气功等疗法，以提高疗效。此外要保持心情舒畅，避免强烈刺激，要树立战胜疾病的信心。

# 胃下垂 ✚

　　胃下垂是胃体下降至生理最低线以下的位置，多因长期饮食失节，或劳累过度，致使中气下降，升降失常所致。中医认为本病多由脾胃虚弱，中气下陷所致，临床主要表现为消瘦、乏力、纳少、脘腹胀闷不适、食后胀痛更甚等消化不良症状。

　　胃下垂患者食物应细软、清淡、易消化。主食应以软饭为佳，如面条要煮透煮软；副食要剁碎炒熟，少吃生冷蔬菜。但肉不可过熟，因为鱼肉在半生不熟时最嫩和易消化，对胃的负担最小。

## ★ 按摩取穴

经穴：**冲阳、商丘、内庭、隐白、太冲**。

奇穴：**8 号穴、10 号穴、19 号穴**。

## 有效反射区

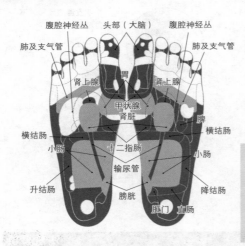

腹腔神经丛　头部（大脑）　腹腔神经丛
肺及支气管　　　　　　　　　　肺及支气管
肾上腺　　胃　　肾上腺
甲状腺
肾脏　　　脾
横结肠　　　　　　　横结肠
小肠　十二指肠　小肠
输尿管
升结肠　　　　　　　降结肠
膀胱
肛门　直肠

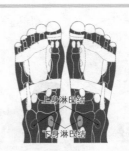

上身淋巴结

下身淋巴结

**反射区**

　　头部（大脑）、胃、十二指肠、肾脏、肾上腺、输尿管、膀胱、肺、脾、腹腔神经丛、甲状腺、小肠、横结肠、降结肠、升结肠、直肠、肛门、上身淋巴结、下身淋巴结

## ●足浴治疗胃下垂的配方●

　　组成：艾叶、附子、炒白术各20克，枳壳10克，升麻5克。

　　用法：此药加清水1000毫升，煎沸10分钟后，将药液倒入脚盆内，待温，浸泡双足30分钟，每日1次。

# 操作手法与步骤

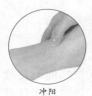

冲阳

持续按揉冲阳、商丘、内庭、隐白、太冲、8号穴、10号穴、19号穴等穴，各2分钟。

**1**

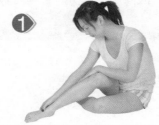

双指关节刮法

用拇指指端点法、示指指间关节点法、拇指关节刮法、按法、示指关节刮法、双指关节刮法、拳刮法、拇指推法、擦法、拍法等手法作用于相应反射区，各操作3～5分钟，以局部酸痛为佳。

**2**

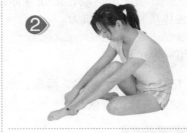

自足跟中点向足前端，沿足底正中线及内外侧缘重推，擦足心。

**3**

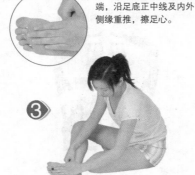

按摩手法宜和缓持续，结合情况可与健脾固肾益气的穴区配合。

**4**

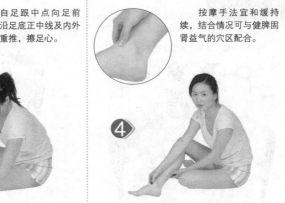

## 注意事项

1. 患者多数体质较弱，因此要从改善身体素质入手，例如平时应积极参加体育锻炼。

2. 避免暴饮暴食，要选择营养丰富的食物，容易消化，高能量高蛋白高脂肪食品要适当多于蔬菜水果，另外要减少食量，但要增加餐数，以减轻胃的负担。

3. 不宜久站和剧烈跳跃，饭后宜半平卧半小时。

# 慢性肾炎 ➕

慢性肾炎是由于多种病因引起的原发于肾小球的一种免疫性、炎症性疾病。主要症状为水肿和腰痛，轻者仅出现在眼睑和踝部，重者可遍及全身，并有腰部酸痛、尿短少、乏力等症状。如病情持续发展，肾功能将急剧恶化，而导致尿毒症的发生。

预防慢性肾炎的最根本的方法就是提高机体防病抗病能力及减少感染发生机会，针对病因进行预防。平时要合理安排生活作息制度，多参加适量活动，加强身体锻炼，但应避免过劳。合理营养，增强体质和机体抵抗力。

## ★ 按摩取穴

经穴：陷谷、太溪、然谷、涌泉、水泉、行间、蠡沟。

奇穴：炉底三针、肾区。

## 有效反射区

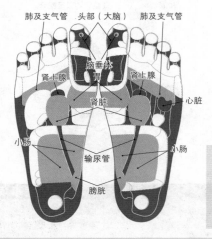
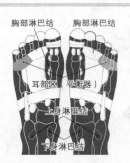

### 反射区

头部（大脑）、脑垂体、肾上腺、肾脏、心脏、肺及支气管、胃、小肠、输尿管、膀胱、耳部区（平衡器官）、胸部淋巴结、上身淋巴结、下身淋巴结

## ●足浴治疗慢性肾炎的配方●

麻黄、桂枝、川芎、大黄、黄芪、丹参、枸杞子、连翘、苦参、白花蛇虫草、桑寄生各20克，将上药装入纱布袋中，用热水浸泡，待水温至40℃时，患者将双足脚踝浸入水中，适应后，不断加入热水，至患者出汗，全过程30～40分钟，汗后静卧。每日1次，4周为1个疗程。

# 操作手法与步骤

持续点揉陷谷、太溪、然谷、水泉、行间、蠡沟、涌泉、炉底三针、肾区等穴，各2分钟左右。

陷谷

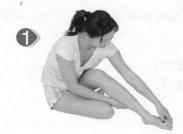

①

用拇指指端点法、示指指间关节点法、拇指关节刮法、按法、示指关节刮法、双指关节刮法、拳刮法、拇指推法、擦法、拍法等手法作用于相应反射区，各操作3~5分钟，以局部酸痛为佳。

双指关节刮法

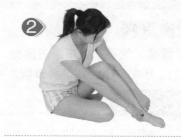

②

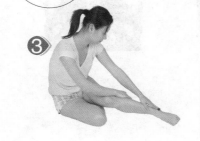

推擦足心，推足内外踝部位。

③

手法宜持续，用力适中。亦可根据具体情况，配加对症穴区。

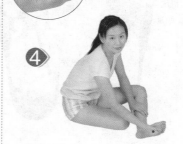

④

**注意事项**

　　患者的生活要有规律，不要过度劳累，要保持充足睡眠，精神愉快，避免风寒，避免房事，戒烟戒酒；饮食要有营养，食物类可食用红豆粥，肉类可食用牛肉、猪肉、鲤鱼等，蔬菜宜吃冬瓜等，忌食油脂、肥肉、海鲜等食物。

# 前列腺炎

前列腺炎多是由于邻近之细菌感染累及前列腺造成的，常可见于尿急、尿频、尿时会阴部疼痛、尿后余尿不尽、尿白浊如淋浆，并有炎性分泌物从尿道排出，及神疲乏力、腰膝怕冷等症状，经常伴有急性膀胱炎等。

前列腺炎患者应调节饮食，尽量不饮酒，少吃辣椒、生姜等辛辣刺激性强的食品，以避免使前列腺及膀胱颈反复充血、加重局部胀痛的感觉。

## ★ 按摩取穴

经穴：**涌泉、然谷、太溪、三阴交、行间。**
奇穴：**14 号穴（小趾跖趾关节横纹中点）。**

## 有效反射区

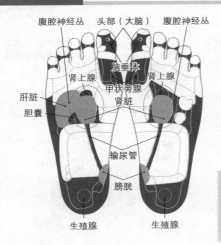

腹腔神经丛　头部（大脑）　腹腔神经丛
脑垂体
肾上腺
肝脏
胆囊
甲状旁腺
肾脏
肾上腺
输尿管
膀胱
生殖腺　　生殖腺

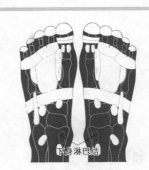

下身淋巴结

**反射区**

头部（大脑）、脑垂体、腹腔神经丛、胆、肝脏、生殖腺、甲状旁腺、肾上腺、肾脏、输尿管、膀胱、下身淋巴结

## ●足浴治疗前列腺炎的配方●

组成：丹参、鸡血藤、穿山甲、浙贝母、吴茱萸、黄连、大黄、肉桂、西洋参、泽兰、王不留行、猪苓等。

用法：温水沐足时，先饮水1杯，后水煎取汁倒入足浴盆中，水温以42℃～50℃之间为宜，浸泡搓洗足部25分钟左右即可，额头背部发汗为正常现象，按摩效果更佳。

# 操作手法与步骤

揉按涌泉、然谷、太溪、行间、三阴交、14号穴等穴，各2分钟。

行间

用拇指指端点法、示指指间关节点法、拇指关节刮法、按法、示指关节刮法、双指关节刮法、拳刮法、拇指推法、擦法、拍法等手法作用于相应反射区，各操作3~5分钟，以局部酸痛为佳。

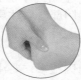

示指关节刮法

**①**

**②**

推擦足心及足内侧。

并可根据具体情况加配相应穴区。按摩手法宜持续，力量适中。

**③**

**④**

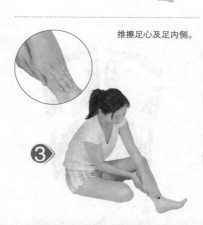

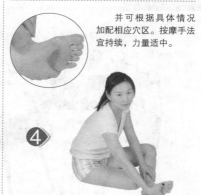

## 注意事项

1. 按摩时手法要轻重适度，忌用重力和反复按摩，以免引起疼痛和组织损伤。

2. 急性前列腺炎患者不能按摩。

3. 前列腺按摩时应注意前列腺液的性状，有条件时应进行镜检和相关检查。

4. 忌频繁按摩，两次按摩应有一段时间间隔。

5. 如按摩时发现前列腺压痛明显或质地坚硬、出现硬节等情况，应做进一步检查。

# 阳痿 ✚

　　阳痿是指男性阴茎始终不能勃起，或者勃起无力，硬而不坚。多因阴茎、睾丸、会阴部器质性病变，神经衰弱，以及大脑皮层机能紊乱等引起，也可见于性生活时，男子由于过度紧张亢奋所致，严重者还会影响生育。

　　心理性阳痿的原因很多，要注意消除引起心理性阳痿的各种原因，尽可能地多学习性科学知识，消除不必要的思想顾虑。其次，积极治疗引起阳痿的各种疾病，如糖尿病，血管性疾病等。尽量戒除烟酒等不良习惯，养成健康的生活方式。

## ★ 按摩取穴

经穴：涌泉、太溪、太冲、公孙、三阴交、解溪、陷谷。

## 有效反射区

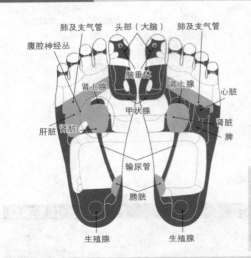
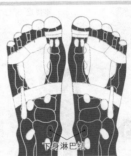

反射区

　　头部（大脑）、脑垂体、肾上腺、肾脏、生殖腺、输尿管、膀胱、心脏、肝脏、脾、肺及支气管、甲状腺、下身淋巴结

## ●足浴治疗阳痿的配方●

　　组成：巴戟天、淫羊藿、金樱子、葫芦巴各20克，阳起石25克，柴胡15克。

　　用法：将阳起石先煎30分钟，去渣加入其余药物煮30分钟，取汁加入温水用蒸汽足浴盆浸泡双足30分钟，每日2次。

# 操作手法与步骤

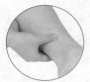

点揉涌泉、太溪、太冲、公孙、解溪、陷谷、三阴交等穴，各2~3分钟。

三阴交

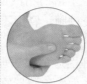

持续用拇指指端点法、示指指间关节点法、拇指关节刮法、按法、示指关节刮法、双指关节刮法、拳刮法、拇指推法、擦法、拍法等手法作用于相应反射区，各操作3~5分钟，以局部酸痛为佳。

拇指推法

**①**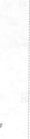

**②**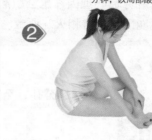

掐揉大趾，擦足正中线。

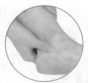

在按摩时还可根据症状加按肾俞、关元、命门等穴。

**③**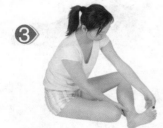

**④**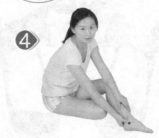

## 注意事项

按摩时要保持阴部皮肤的清洁，阴部有炎症或皮肤病者，应治疗后再做按摩治疗。患者应在身心放松的情况下按摩，每日1次，手法应轻柔，不宜用力过猛，否则效果不佳。

# 遗精 🏥

遗精是指不因性生活而精液遗泄的病症，多是因为神经衰弱、劳伤心脾，或者性交过频、肾虚不固，以及色欲过度等所致，经常伴有头晕、神疲乏力、腰酸腿软、多梦、盗汗、烦热等症状。根据临床又可分为生理性遗精和病理性遗精两种。

西医里，遗精多为生殖腺器官及性神经功能失调所致。手淫频繁、过度疲劳和心理因素也会引起遗精。中医认为，遗精的发生多由肾虚不能固摄、君相火旺所致。

## ★ 按摩取穴

经穴：太冲、太溪、然谷、公孙、至阴、中封、三阴交。

## 有效反射区

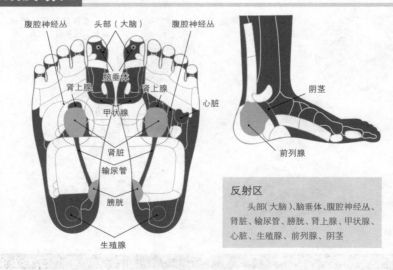

反射区

头部(大脑)、脑垂体、腹腔神经丛、肾脏、输尿管、膀胱、肾上腺、甲状腺、心脏、生殖腺、前列腺、阴茎

## ●足浴治疗遗精的配方●

仙鹤草40克，黄芩10克，丹皮10克，芡实30克，女贞子30克，狗脊15克，桑葚30克，知母12克，黄柏12克。每晚睡前浴足30分钟。

# 操作手法与步骤

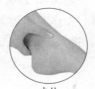

中封

持续点揉太冲、太溪、然谷、公孙、至阴、中封、三阴交等穴，各2分钟。

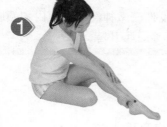

①

拇指指端点法

持续用拇指指端点法、示指指间关节点法、拇指关节刮法、按法、示指关节刮法、双指关节刮法、拳刮法、拇指推法、擦法、拍法等手法作用于相应反射区，各操作3~5分钟，以局部酸痛为佳。

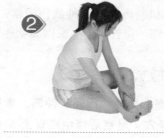

②

擦足底，推足跟，捻大趾。

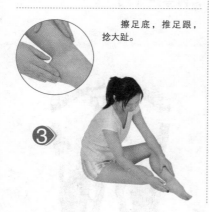

③

此症按摩手法宜持续中度，具体可视情况加按肾俞、关元、气海等相关穴位。

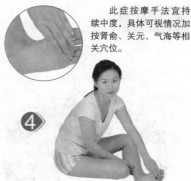

④

注意事项

1. 消除恐慌、紧张、焦虑的心情，培养开朗、乐观、冷静的性格。

2. 注意生活起居，衣服应穿宽松些，夜间不要过饱进食，睡前用温水洗脚，被褥不宜过重，养成侧卧睡眠的好习惯。

3. 不要认为遗精是低级下流的事而感到不好意思，遗精后要注意外生殖器的清洁，勤洗换内裤，预防尿道炎。

# 三叉神经痛

　　三叉神经痛多见于女性，症状通常表现为突然在一侧面部或额部，发生刀割样、烧灼样、针凿样或搏动性剧烈疼痛。发作时间短暂，亦可持续数小时，可因说话、打哈欠等动作引起。进入睡眠后，次日恢复正常，同时发作时还可伴有同侧面肌抽搐、面部潮红、流泪和流涎，故又称痛性抽搐。

　　原发性三叉神经痛的病因目前尚不十分明确，从现代医学来看其发病机制可能是一种致伤因素；继发性三叉神经痛由颅内和颅底骨的肿瘤、血管畸形、蛛网膜粘连增厚等病灶引起。

## ★ 按摩取穴

经穴：内庭、太冲、行间、冲阳、申脉。

奇穴：2号穴（足底后缘中点直上3寸，内旁开 1 寸）。

## 有效反射区

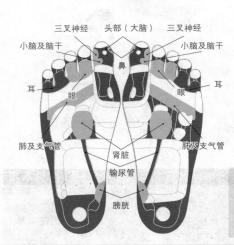
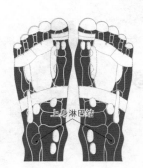

反射区

　　头部（大脑）、小脑及脑干、三叉神经、肾脏、输尿管、膀胱、肺及支气管、鼻、眼、耳、上身淋巴结

### ●足浴治疗三叉神经痛的配方●

　　当归、川芎、穿山甲、元胡、白芍、麻黄、川椒、细辛各10克，水煎取汁足浴，每日2次，每次10～30分钟，连续1周。

# 操作手法与步骤

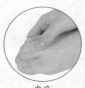

重点揉内庭、太冲、行间、冲阳、申脉、2号穴等穴，各1分钟。

内庭

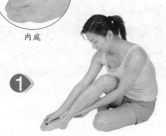

① 

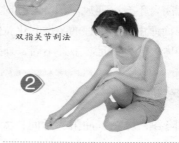

重点掐各趾蹼缘，重推足底各跖骨间隙及跖趾关节。

双指关节刮法

②

用拇指指端点法、示指指间关节点法、拇指关节刮法、按法、示指关节刮法、双指关节刮法、拳刮法、拇指推法、擦法、拍法等手法用于相应反射区，各操作3~5分钟，以局部胀痛为佳。

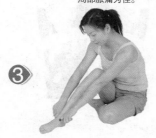

③

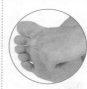

对女性患者应施以重手法，然后再用轻中度手法持续操作，不发病时亦应操作以起调节作用。

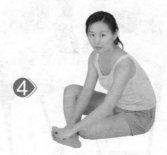

④

**注意事项**

1. 尽可能避免诱发疼痛的机械动作。
2. 吃软嫩、易嚼的食物，避免硬物刺激。
3. 用温水洗脸和刷牙，避免冷水刺激。
4. 保持乐观情绪，避免急躁、焦虑等情绪诱发疼痛。
5. 戒烟、酒，少吃辛辣食物。

# 面瘫

　　面瘫发病多见于男性，通常起病较急，很多时候都是患者醒后发现一侧面部表情肌瘫痪，外观麻木，额纹消失，不能做蹙额、皱眉、露齿、鼓颊等动作，口角向健侧歪斜，吹气漏气，漱口漏水，眼睑闭合不全，迎风流泪。吃饭时，食物易滞留于病侧齿颊之间。

　　面瘫由面部神经的急性非化脓性炎症导致的。中医认为，面瘫是由于体内气血不足、卫外不固、外感风寒伤害了面部经络而发病。

## ★ 按摩取穴

经穴：陷谷、厉兑、冲阳、行间、太冲。

## 有效反射区

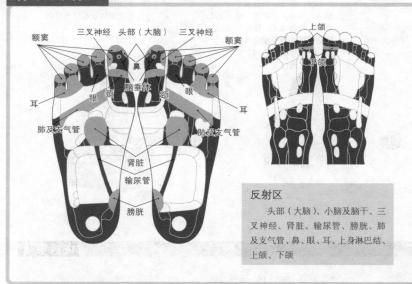

反射区

　　头部（大脑）、小脑及脑干、三叉神经、肾脏、输尿管、膀胱、肺及支气管、鼻、眼、耳、上身淋巴结、上颌、下颌

### ●足浴治疗面瘫的配方●

　　组成：生麻黄、五加皮、防风、蝉蜕、白附子各15克。

　　用法：上药加清水1000毫升，煎沸10分钟后，将药液倒入脚盆内，待温浸泡双足30分钟。冷则加热。每日1次，5次为1个疗程。

# 操作手法与步骤

**陷谷**

点揉陷谷、厉兑、冲阳、行间、太冲等穴，各2~3分钟，厉兑可点掐。

**拇指指端点法**

持续用拇指指端点法、示指指间关节点法、拇指关节刮法、按法、示指关节刮法、双指关节刮法、拳刮法、拇指推法、擦法、拍法等手法作用于相应反射区，各操作3~5分钟，以局部胀痛为佳。

**①**

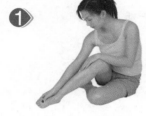

**②**

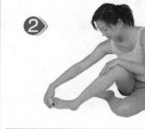

捻推拔掐各趾。

**③**

此症按摩手法可由轻至重，再转轻反复操作。

**④**

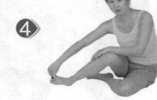

**注意事项**

　　患者多为突然起病，难免会产生紧张、焦虑、恐惧的情绪，有的担心面容改变而羞于见人及治疗效果不好而留下后遗症，这时要根据患者不同的心理特征，耐心做好解释和安慰疏导工作，缓解其紧张情绪，使病人情绪稳定，身心处于最佳状态接受治疗及护理，以提高治疗效果。

# 神经衰弱 ✚

　　神经衰弱是以神经过程中易于兴奋和疲劳为特点，并有情绪不稳定、睡眠障碍及自主神经功能紊乱等症状的一种神经系统疾病。主要表现为疲劳、头痛、腰痛、忧郁、失眠、食欲不振、记忆力减退等，且伴有健忘、心悸、纳少、早泄、阳痿、月经不调等现象。

## ★ 按摩取穴

经穴：**厉兑、涌泉、太溪、三阴交、申脉、太冲、然谷。**
奇穴：**8号穴、3号穴。**

## 有效反射区

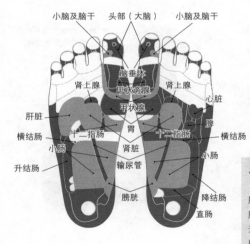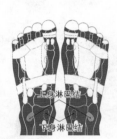

反射区

　　头部（大脑）、小脑及脑干、脑垂体、肾上腺、肾脏、心脏、肝脏、脾、胃、膀胱、输尿管、小肠、直肠、升结肠、横结肠、降结肠、十二指肠、甲状旁腺、甲状腺、上身淋巴结、下身淋巴结

### ●足浴治疗神经衰弱的配方●

　　组成：夜交藤60克，炒枣仁、合欢皮、柏子仁、丹参各15克。
　　用法：上药加清水1500毫升，煎沸10分钟，将药液倒入脚盆内，待温浸泡双足30分钟，每日1～2次。

# 操作手法与步骤

然谷

持续点揉厉兑、涌泉、申脉、太冲、太溪、三阴交、然谷、8号穴、3号穴等穴，各2分钟左右。

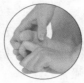

示指指间关节点法

持续用拇指指端点法、示指指间关节点法、拇指关节刮法、按法、示指关节刮法、双指关节刮法、拳法、拇指推法、擦法、拍法等用于上述相应反射区，各操作3~5分钟，以局部胀痛为佳。

**①**

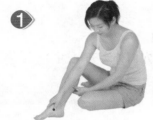

**②**

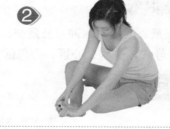

擦足心，捻掐各趾。

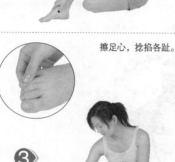

**③**

按摩手法宜和缓持续，视情况可用相应穴区按摩。

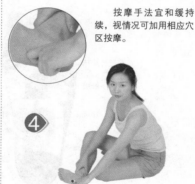

**④**

## 注意事项

1. 忌喝咖啡、浓茶、酒，参加适当体育活动，不但有助于正常神经活动的恢复，而且能增强体质。

2. 体力劳动对本病患者十分有益，许多病人参加一定的体力劳动锻炼后，病情会好转或痊愈。

# 失眠

失眠是指常不能获得正常睡眠的症状，其临床表现会有不同：或思虑纷杂，不易入睡；或睡眠程度不深，醒后反觉疲乏；或时睡时醒，醒后再难以入睡，甚至整夜不能成寐。

造成失眠的原因有多种，如精神紧张、兴奋、抑郁、恐惧、压力过重、环境改变、噪音等。

## ★ 按摩取穴

经穴：涌泉、太溪、太冲、三阴交、足窍阴。

奇穴：3号穴、失眠、心区、心包区（然谷穴向外旁开 1 寸）。

## 有效反射区

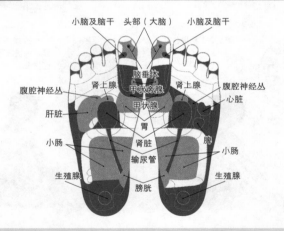

小脑及脑干　头部（大脑）　小脑及脑干

脑垂体

腹腔神经丛　肾上腺　甲状旁腺　肾上腺　腹腔神经丛

甲状腺　　　　　　　　　　　心脏

肝脏

胃

小肠　　　肾脏　　　　脾

输尿管　　　　小肠

生殖腺　　　　　　　　　生殖腺

膀胱

**反射区**

头部（大脑）、小脑及脑干、脑垂体、肾脏、肾上腺、膀胱、输尿管、腹腔神经丛、甲状旁腺、甲状腺、心脏、肝脏、脾、胃、小肠、生殖腺

## ●足浴治疗失眠的配方●

红花、川椒、荷叶各3～5克，放进开水中浸泡10余分钟后即可，供浸泡洗脚用。可安神定志，治疗各种类型失眠。

# 操作手法与步骤

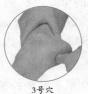

**3号穴**

重按涌泉，点揉太溪、太冲、三阴交、足窍阴、3号穴、失眠、心区、心包区等穴，各1～3分钟。

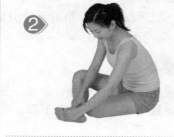

**拳刮法**

持续用拇指指端点法、示指指间关节点法、拇指关节刮法、按法、示指关节刮法、双指关节刮法、拳刮法、拇指推法、擦法、拍法等用于上述相应反射区，各操作3～5分钟，以局部胀痛为佳。

**①**

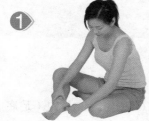

捻摇各趾，擦足正中线。

**②**

此症可安排在睡前按摩，按摩后即躺下休息。亦可根据情况增加相关穴区。

**③**

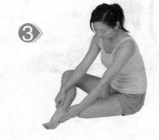

**④**

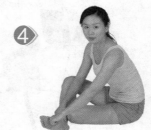

**注意事项**

床的硬度和枕头的高度应适中；生活有规律，定时上床，晚餐不宜过饱，睡前不饮茶和咖啡等刺激性饮料，以清淡而富含蛋白质、维生素的饮食为宜。

# 关节炎 ✚

　　类风湿性关节炎是一种以周围小关节病变为主的全身性疾病。全身症状表现为发热、疲倦和体重减轻，局部症状，以手、腕、足等多关节呈对称性受累的临床表现最为突出。早期呈红、肿、热、痛和运动障碍；至晚期，关节变为强硬和畸形。

　　类风湿性关节炎与环境、细胞、病毒、遗传、性激素及神经精神状态等因素有关。中医认为，本病可由慢性劳损、受寒或者是年老体弱、气血不足、肝肾亏虚引发。

## ★ 按摩取穴

经穴：昆仑、太冲、申脉、解溪、三阴交、束骨。

奇穴：足趾平（足背跖趾关节部，左右共 10 穴）、15 号穴（足底后缘中点直上 2.5 寸）。

## 有效反射区

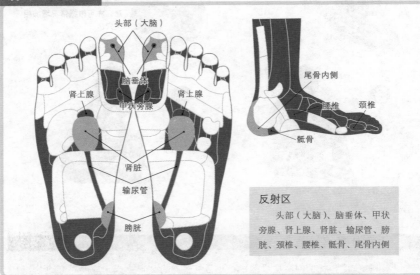

反射区

　　头部（大脑）、脑垂体、甲状旁腺、肾上腺、肾脏、输尿管、膀胱、颈椎、腰椎、骶骨、尾骨内侧

## ●足浴治疗关节炎的配方●

　　水中放入枣大小一块的姜，煮开，适用初起风寒感冒，风湿、类风湿关节病。

# 操作手法与步骤

点揉昆仑、申脉、解溪、三阴交、束骨、太冲、足趾平、15号穴等穴，各2～3分钟。

解溪

持续用拇指指端点法、示指指间关节点法、拇指关节刮法、按法、双指关节刮法、拳刮法、拇指推法、擦法、拍法等用于相应反射区，各操作3～5分钟，以局部胀痛为佳，重点在脊椎、肾反射区。

拇指推法

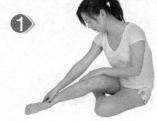

**①**

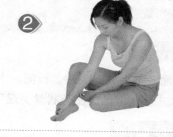

**②**

按揉足部各小关节至踝关节，重按足底侧背侧跖骨间隙，重推亦可，捻拔摇各趾及踝关节。

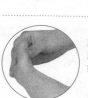

**③**

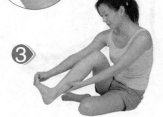

此病按摩手法宜轻巧灵活，若有其他症状也可配合选用相应穴区。

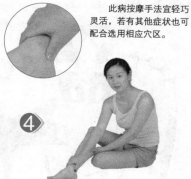

**④**

## 注意事项

1. 风湿性关节炎患者宜吃高蛋白、高热量、宜消化的食物，不宜吃辛辣刺激的食物，少食生、冷、硬的食物。

2. 急性风湿性关节炎或慢性风湿性关节炎急性发作时，应卧床休息2～3周，待炎症控制后，可逐渐恢复身体运动。

3. 风湿性关节炎患者如伴有细菌感染，应进行积极彻底的治疗，抗生素以青霉素为首选。

# 痛经

痛经是指妇女在经期或行经前后，出现周期性小腹疼痛、腰酸不适，或痛引腰骶，甚则剧痛昏厥。本病以年轻女子较为多见，同时可见月经量少，或者经行不畅、经色紫暗有块、腰膝无力等症状，按照病因可分为原发性痛经和继发性痛经两种。

未婚女性常发生痛经，可能是因为阴道比较狭窄以及处女膜而使经血排出不畅，这类女性大多生完孩子以后情况会有很大的改善。痛经在中医学中属"痛经""经行腹痛"范畴，可由气血瘀滞、肝肾亏损所致。

## ★ 按摩取穴

经穴：涌泉、大敦、太冲、行间、水泉、三阴交、太溪、照海。
奇穴：28号穴（足内侧舟状骨突起下后凹陷中）、平痛穴。

## 有效反射区

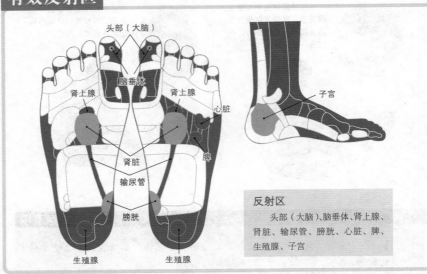

反射区

头部（大脑）、脑垂体、肾上腺、肾脏、输尿管、膀胱、心脏、脾、生殖腺、子宫

### ●足浴治疗痛经的配方●

组成：益母草30克，菊花15克，黄芩15克，夜交藤15克。
用法：水煎，去渣，混入温水用足浴盆浸泡双足30分钟，每日1次。

# 操作手法与步骤

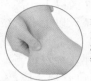

用力点按涌泉、大敦、太冲、行间、三阴交、太溪、照海、水泉、28号穴等穴，各1~2分钟，掐点足底平痛穴。

水泉

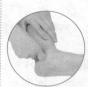

持续用拇指指端点法、示指指间关节点法、拇指关节刮法、按法、拳刮法、拇指推法、擦法、拍法等用于相应反射区，各操作3~5分钟，以局部胀痛为佳，重点在生殖腺、子宫、肾反射区。

示指指间关节点法刮法

❶

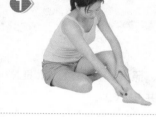

❷

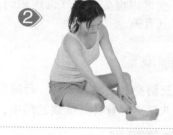

重点足跟，捻摇各指。

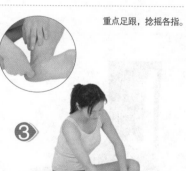

发病时的按摩手法应有力深透，平时可以适度手法操作以起到保健预防作用。

❸

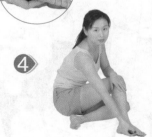

❹

1. 剧痛时应卧床休息，如出现面色苍白、肢冷出汗等症状，应立即平卧、保暖，必要时需到医院就诊。

2. 保持室内空气清新、流通，温度和湿度适宜。

3. 保持外阴部清洁。

4. 月经期间要避免激烈运动及过度劳累。

# 月经不调

月经不调是指月经周期或者月经量异常，其中月经周期提前 7 天以上，甚至一月两次，称为经早；月经周期推迟 7 天以上，甚至四五十天一潮，称为经迟；月经周期或提前或延后 7 天以上者，统称为经乱。

月经不调的临床表现为月经提前、延后或无规律，经量过多或过少、月经色质改变等，同时可伴随头晕乏力、面色苍白、腰酸、怕冷等症状。中医认为，该病多是由于先天肾气不足、气血失调所致，女性以血为本，气血虚弱则月经不调；经不调还与脾、肾、肝的经气有关。

## ★ 按摩取穴

经穴：三阴交、太溪、太冲、行间、然谷、照海、足临泣、水泉。

奇穴：八风（足背各趾缝端凹陷中，左右共 8 穴）。

## 有效反射区

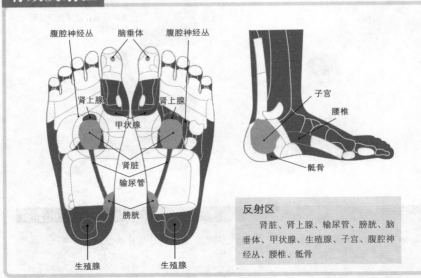

腹腔神经丛　脑垂体　腹腔神经丛

肾上腺　　　　　肾上腺

甲状腺

肾脏

输尿管

膀胱

生殖腺　　生殖腺

子宫

腰椎

骶骨

反射区

　肾脏、肾上腺、输尿管、膀胱、脑垂体、甲状腺、生殖腺、子宫、腹腔神经丛、腰椎、骶骨

## ●足浴治疗月经不调的配方●

红花40克，艾叶40克，分十等份，用开水泡开后泡脚。

# 操作手法与步骤

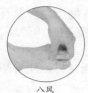

点揉三阴交、太溪、太冲、行间、然谷、照海、足临泣、水泉等穴，各1~3分钟，点掐八风。

八风

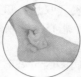

持续用拇指指端点法、示指指间关节点法、拇指关节刮法、按法、示指关节刮法、双指关节刮法、拳刮法、拇指推法、擦法、拍法等作用于相应反射区，各操作3~5分钟，以局部胀痛为佳。

示指关节刮法

①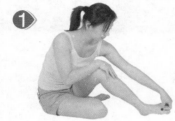

②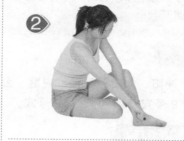

擦足心、足跟。

③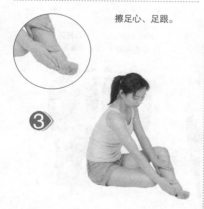

患此病者，按摩手法宜中度而持续，如有持续月经不调的现象，应做进一步检查。

④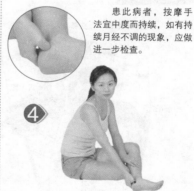

**注意事项**

1. 平时缓解精神压力，可从事一些全身运动，如游泳。经期要防寒避湿，避免淋雨、凉水、游泳、喝冷饮等。尤其要防止下半身受凉，注意保暖。

2. 过度节食，嗜烟酗酒也会引起月经不调，要保持健康习惯，规律生活。

# 妊娠呕吐 🏥

　　妊娠早期，出现晨起恶心呕吐、头晕厌食、倦怠，或呕吐酸水、苦水、胸满胁痛、嗳气叹息、口苦心烦的症状为常有的反应。偶有少数孕妇反应严重，恶心呕吐频繁，不能进食，以致影响身体健康，一般3个月后即可逐渐消失。

　　西医认为，本病多因早妊时绒毛膜促性腺素功能旺盛，使胃酸减少，胃蠕动减弱，自主神经系统功能紊乱，副交感神经兴奋过强所致。中医认为，妊娠呕吐多由受孕后胎气上逆，胃气不降，升降失调所致。

## ★ 按摩取穴

经穴：**冲阳、太白、隐白、内庭、公孙。**
奇穴：**8号穴、10号穴、19号穴。**

## 有效反射区

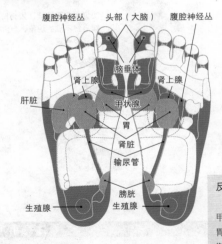
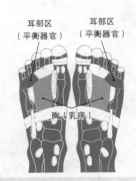

反射区

　　头部（大脑）、脑垂体、肾上腺、肾脏、甲状腺、胸（乳房）、腹腔神经丛、肝脏、胃、输尿管、膀胱、生殖腺、耳部区（平衡器官）

### ●足浴治疗妊娠呕吐的配方●

　　夏枯草、淡竹叶各30克。将上药择净，放入药罐中，加入清水适量，浸泡5～10分钟后，水煎取汁，放入浴盆中，先熏双足心，待温度适宜时再洗浴双足。

# 操作手法与步骤

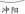

冲阳

按揉冲阳、太白、隐白、内庭、公孙、8号穴、10号穴、19号穴，各1~2分钟。

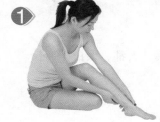

① 

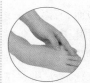

示指指间
关节点法

持续用拇指指端点法、示指指间关节点法、拇指关节刮法、按法、示指关节刮法、双指关节刮法、拳刮法、拇指推法、擦法、拍法等手法作用于相应反射区，各操作3~5分钟，以局部胀痛为佳。

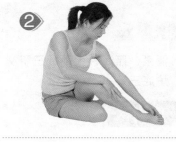

② 

擦热足心。

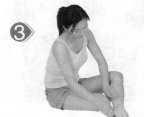

③ 

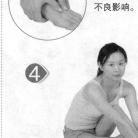

按摩前应先用净水浴足。按摩时的手法要持续和缓，以免对胎儿造成不良影响。

④ 

**注意事项**

避免使孕妇闻到异味。调整饮食，少食多餐，适当增加酸味、咸味和有助于消化吸收的食物。饮食忌辛辣、油腻，不可盲目追求高营养。

# 产后便秘 ➕

　　产后便秘指产后大便艰涩，或数日不解或排便时干燥疼痛，难以解出，系产后失血，津液消耗不能濡润肠道，以致肠燥便难。大多数产妇在产后头几天往往会发生便秘，这虽不是大病，但也颇不舒服，还会引起腹胀，食欲下降。

　　大多数产妇在产后头几天往往会发生便秘，这虽不是大病，但也颇不舒服，还会引起腹胀，食欲下降。

## ★ 按摩取穴

经穴：涌泉、照海、大钟、三阴交、解溪、大都、太白、商丘。
奇穴：炉底三针。

## 有效反射区

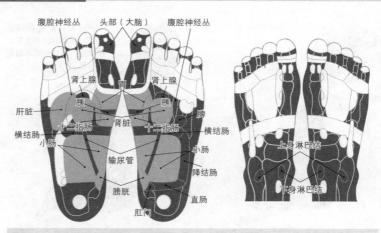

腹腔神经丛　头部（大脑）　腹腔神经丛
肾上腺　胃　肾上腺
肝脏　胰　胰　脾
横结肠　十二指肠　肾脏　十二指肠　横结肠
小肠　小肠
输尿管　降结肠
膀胱　直肠
肛门
上身淋巴结
下身淋巴结

| 反射区 |
| --- |
| 头部（大脑）、肾上腺、肾脏、输尿管、膀胱、脾、胃、肝脏、十二指肠、小肠、直肠、肛门、腹腔神经丛、横结肠、降结肠、胰、上身淋巴结、下身淋巴结 |

### ●足浴治疗产后便秘的配方●

　　番泻叶15克。将番泻叶水煎取汁，放入浴盆中，待温度适宜时足浴，每日2次，每次10~20分钟，连续2~3天。

# 操作手法与步骤

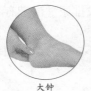

**大钟**

持续按揉涌泉、照海、大钟、三阴交、解溪、大都、太白、商丘、炉底三针穴，各2分钟。

**拳刮法**

持续用拇指指端点法、示指指间关节点法、拇指关节刮法、按法、示指关节刮法、双指关节刮法、拳刮法、拇指推法、擦法、拍法等作用于相应反射区，各操作3~5分钟，以局部胀痛为佳。

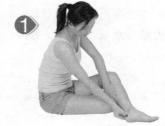

**①**

擦推足心。反复持续操作，手法适中。

**③**

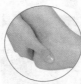

**②**

需要特别提示的是，在按摩十二指肠等肠反应区时，要依照肠的蠕动方向对反射区进行点揉。

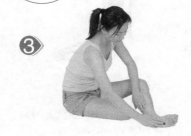

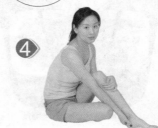

**④**

## 注意事项

产褥期作为一个特殊时期，体内孕激素急剧下降，再加上新生命的到来，这些给新妈妈带来种种不适应。新妈妈应学会尽快转变角色，比如过去不爱吃蔬菜、喝汤，那么现在就需要改变。

# 排尿异常 ✚

指产后小便不通，小腹胀急，难以忍受，坐卧不安，或小便次数增多，甚则日夜数十次；或排尿不能自行控制，或排尿淋漓带有血丝等。

临床常见的排尿异常包括尿路刺激症状、尿频、尿急、尿痛和尿意不尽的感觉，通常是合并存在。

## ★ 按摩取穴

经穴：涌泉、行间、照海、太溪、大钟、大敦、水泉、然谷、蠡沟。

奇穴：足后四白穴、14 号穴。

## 有效反射区

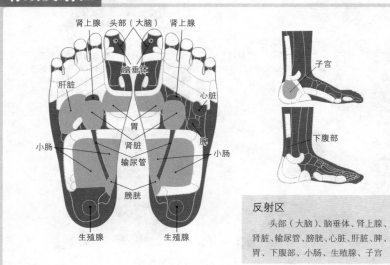

反射区

头部（大脑）、脑垂体、肾上腺、肾脏、输尿管、膀胱、心脏、肝脏、脾、胃、下腹部、小肠、生殖腺、子宫

## ●治疗排尿异常的配方●

1. 麻雀2只，枸杞子15克。将枸杞子洗净，装入纱布袋内，扎口。麻雀去毛及内脏，洗净，与枸杞子一起加水同煮熟，食肉喝汤，此方适用于肾结石后排尿异常。

2. 薏苡仁30克，桑螵15克，麻雀2只。前两味洗干净，用纱布包好，麻雀放入砂锅，去掉药包，食肉喝汤。每日一剂，方可治疗由于膀胱损伤所造成的排尿异常。

# 操作手法与步骤

水泉

可选择点揉涌泉、行间、照海、太溪、大钟、大敦、水泉、足后四白穴、然谷、蠡沟、14号穴等穴，各1~3分钟。

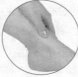

拇指指端点法

持续用拇指指端点法、示指指间关节点法、拇指关节刮法、按法、示指关节刮法、双指关节刮法、拳刮法、拇指推法、擦法、拍法等手法作用于相应反射区，各操作3~5分钟，以局部胀痛为佳。

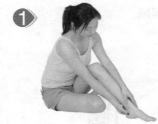
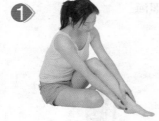

推脚底掌侧正中线，拔摇各趾。

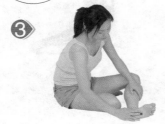

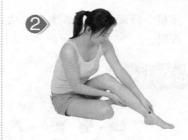

按摩手法适当而持续。如有其他症状可加用相应穴区。

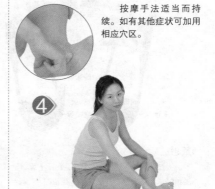

**注意事项**

1. 排尿异常的婴儿要吃低盐食品，不要在饭菜中放太多盐。
2. 如果是尿道炎症引起的尿液异常，要多喝水。

69

# 盆腔炎 🏥

盆腔炎是妇女盆腔内的生殖器官（子宫、输卵管、卵巢）及其周围结缔组织发生炎症的总称。炎症可局限于一个部位，也可几个部位同时发病。急性发病时，有发热、下腹痛和局部触痛症状。转为慢性时，则有腰酸、月经不调和不孕等症状。

## ★按摩取穴

经穴：涌泉、行间、中封、太冲、太溪、照海。
奇穴：八风。

## 有效反射区

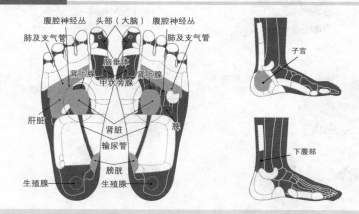

反射区
　　头部（大脑）、脑垂体、肾脏、肾上腺、输尿管、膀胱、肺及支气管、甲状腺、子宫、腹腔神经丛、下腹部、肝脏、脾、生殖腺

### ●足浴治疗盆腔炎的配方●

组成：红花100克，三棱80克，泽兰100克，莪术80克，大黄60克，仙茅80克，覆盆子80克，蛇床子80克，萹蓄80克，葶苈子80克，石韦80克，通草80克，肉桂60克，麦冬80克，白芍80克。

用法：上述中药混合均匀，每次取100～120克。水煎15分钟，每晚睡前泡脚20～25分钟。每次取药可用两天，两个月为1个疗程。

# 操作手法与步骤

中封

点揉涌泉、行间、中封、太冲、太溪、照海等穴，各1～3分钟，点掐八风。

拇指指端点法

持续用拇指指端点法、示指指间关节点法、拇指关节刮法、按法、示指关节刮法、双指关节刮法、拳法、拇指推法、擦法、拍法等作用于相应反射区，各操作3～5分钟，以局部酸胀为佳。

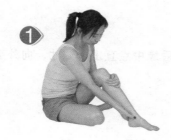

① 

② 

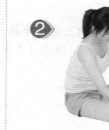

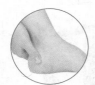

急性炎症手法宜有力深透，慢性可持续适中。

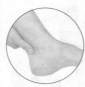

视具体情况可加用相应穴区，按摩手法宜由轻到重。

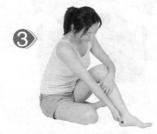

③ 

④ 

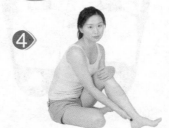

**注意事项**

　　应选择口味清淡的食品，少吃油腻食品，选择菜肴及药膳的结合，宜以清热、解毒、散结的中药为主，配以富含维生素、蛋白质等微量元素的食品。

71

# 中耳炎

中耳炎，俗称"烂耳朵"，是鼓室黏膜的炎症。病菌进入鼓室，当抵抗力减弱或细菌毒素增强时就产生炎症。中耳炎多为急性发病，表现为耳部闭塞、听力减退、耳鸣、耳聋、头沉重；耳中时有积液流出；伴有烦热、口干渴、尿赤、便秘等症状。

## ★ 按摩取穴

经穴：太溪、足窍阴、地五会、申脉。

奇穴：19号穴、24号穴、清头1（足底后缘中点直上3.5寸，向外旁开0.5寸）。

## 有效反射区

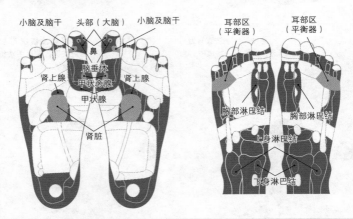

**反射区**

头部（大脑）、脑垂体、小脑及脑干、肾上腺、肾脏、耳部区（平衡器官）、鼻、甲状腺、胸部淋巴结、上身淋巴结、下身淋巴结

## ●足浴治疗中耳炎的配方●

取艾叶一小把煮水后泡脚或用纯艾叶做成的清艾条取1/4，撕碎后放入泡脚桶里，用滚开的水冲泡一会儿，等艾叶泡开后再对一些温水泡脚，泡到全身微微出汗，不能大汗，再多喝一些温水，一般连泡2～3次，不吃寒凉的食物，注意休息。

# 操作手法与步骤

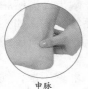

点揉太溪、足窍阴、地五会、申脉、19号穴、24号穴、清头1等穴，各1~2分钟。

申脉

双指关节刮法

持续用拇指指端点法、示指指间关节点法、拇指关节刮法、按法、示指关节刮法、双指关节刮法、拳刮法、拇指推法、擦法、拍法等手法作用于相应反射区，各操作3~5分钟，以局部酸胀为佳。

**①**

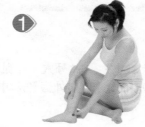

**②**

**③**

掐揉第3、4趾及其跖趾关节部位。

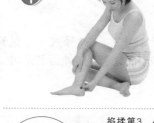

操作手法均匀有力，敏感点可加力。

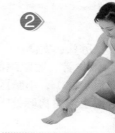

**④**

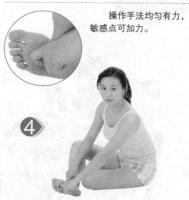

## 注意事项

1. 注意休息，保证睡眠时间；注意室内空气流通，保持鼻腔通畅。

2. 积极防治感冒；积极治疗鼻腔疾病，擤鼻涕不能用力和同时压闭两个鼻孔，应交叉单侧擤鼻涕。

3. 游泳后要让耳内的水流出，患慢性中耳炎者不宜游泳。

# 牙痛 ✚

牙痛为口腔疾患中常有的症状之一，其表现为牙龈红肿、遇冷热刺激痛、面部肿胀等。牙髓炎、牙周炎、冠周炎、龋齿、齿槽脓肿、三叉神经痛等均会引起牙痛。此外，某些神经系统疾病，如三叉神经痛、周围性面神经炎等；身体的某些慢性疾病，如高血压病患者牙髓充血等都可引起牙痛。

中医认为牙痛是由风热侵袭伤及牙体、牙龈肉，邪聚不散，气血滞留，瘀阻脉络而为病，有虚实之分。

## ★ 按摩取穴

经穴：内庭、冲阳、厉兑、太溪。

奇穴：12号穴（踇趾与第2趾趾蹼间直向后1寸）、13号穴（小趾跖趾关节横纹中点直向后1寸）、小肠区（然谷穴下1寸，向外旁开2寸）、肾区、女膝（脚后跟上赤白肉际处）。

## 有效反射区

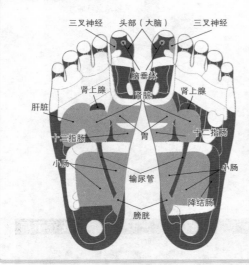
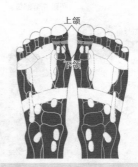

反射区

头部（大脑）、脑垂体、肾上腺、肾脏、胃、肝脏、小肠、降结肠、十二指肠、输尿管、膀胱、三叉神经、上颌、下颌

## ●足浴治疗牙痛的配方●

金钱草、夏枯草、龙胆草各30克。将三草择净，放入药罐中，加清水适量，浸泡5~10分钟后，水煎取汁，待温度适宜时，加入温水少许，浸泡双足，每日2次，每次10~30分钟，连续2~3天。

# 操作手法与步骤

掐点内庭、冲阳、厉兑、太溪、12号穴、13号穴、小肠区、肾区、女膝等，各1～3分钟。

冲阳

持续用拇指指端点法、示指指间关节点法、拇指关节刮法、按法、示指关节刮法、双指关节刮法、拳刮法、拇指推法、擦法、拍法等手法作用于相应反射区，各操作3～5分钟，以局部酸胀为佳。

拳刮法

①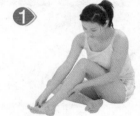

②

摇捻各趾。

③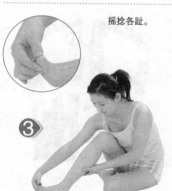

④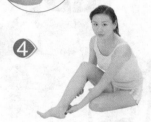

痛时的按摩手法宜深透有力，平时可用适中手法刺激。

## 注意事项

1. 将丁香花一朵，用牙咬碎，填入锯齿空隙，几小时后牙疼即可消除。
2. 用水摩擦相关穴位，或用手指按摩压迫，均可减轻痛苦。
3. 用盐水或酒漱口几次，也可减轻痛苦。
4. 用冰袋冷敷脸部也可缓解疼痛。

# 口疮 ✚

　　口内生疮，也叫口腔溃疡，边缘色红，中心是黄绿色的溃烂点，流口水，常伴口臭、口干、大便干结等症状。轻口疮只溃烂一两处，重口疮可扩展到整个口腔，引起发热和全身不适。久之，邻处融合形成较大溃疡面，疼痛难忍，影响饮食、说笑。

　　如缺乏微量元素锌、铁，缺乏叶酸、维生素$B_{12}$以及营养不良等，可降低免疫功能，增加复发性口疮发病的可能性。

## ★ 按摩取穴

经穴：冲阳、侠溪、足窍阴、内庭、厉兑、仆参。

## 有效反射区

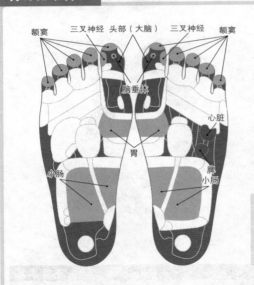
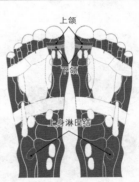

反射区

　　头部（大脑）、脑垂体、额窦、上颌、下颌、上身淋巴结、三叉神经、心脏、脾、胃、小肠。

### ●足浴治疗口疮的配方●

　　组成：明矾适量。

　　用法：明矾择净，研细，加清水适量煎汁足浴。每次10～30分钟，每日1次，每日1剂，连用5～10天。

# 操作手法与步骤

点揉冲阳、侠溪、足窍阴、内庭、厉兑、仆参等穴，各2~3分钟。

仆参

持续用拇指指端点法、示指指间关节点法、拇指关节刮法、按法、示指关节刮法、双指关节刮法、拳刮法、拇指推法、擦法、拍法等作用于相应反射区，各操作3~5分钟，以局部酸胀为佳。

按法

**①**

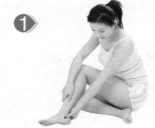

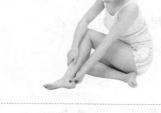

**②**

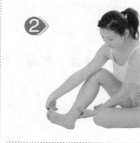

重擦足底，摇摆踝各趾。

**③**

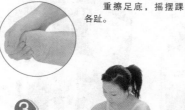

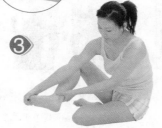

按摩时，手法以有力持续为宜，注意口腔保洁及调整饮食结构。

**④**

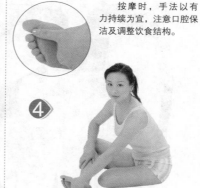

**注意事项**

1. 口疮常反复发作，所以一定要加强护理，不要吃过热、过硬及刺激性的食物。

2. 注意口腔卫生，常用盐水漱口。

3. 在按摩的同时也可配服中药，效果会更好。

# 咽炎

咽炎是咽黏膜及其淋巴组织的炎症，由细菌感染引起，致病菌多为链球菌、葡萄球菌和肺炎球菌。咽炎是外感风热，过食辛辣所致。起病较急，症见咽部红肿灼热，疼痛，咽中有堵塞感，吞咽不利、声音沙哑，如不及时治愈会逐渐转为慢性。

咽炎的患者咽部常有不适感，如灼热、干燥、异物感、痰黏感，总是以咳嗽清除分泌物，但是并不影响进食。咽部异物感通常在吞咽唾液是最为明显，晨起刷牙时还会恶心、干呕。

## ★ 按摩取穴

经穴：涌泉、内庭、太溪、照海、然谷、厉兑、太冲、申脉。

## 有效反射区

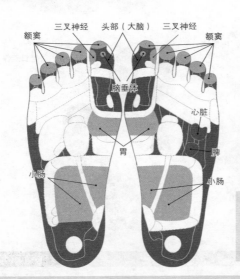

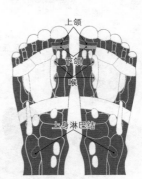

反射区

头部(大脑)、脑垂体、额窦、上颌、下颌、喉、三叉神经、心脏、脾、胃、小肠、上身淋巴结

## ●足浴治疗咽炎的配方●

生姜50克，蒲公英100克。将生姜切细，蒲公英择净，同放药罐中，加清水适量，浸泡5～10分钟后，水煎取汁，放入浴盆中，候温浴足，每次10～30分钟，每日2～3次，每日1剂，连续2～3天。

# 操作手法与步骤

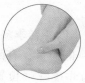

申脉

选择点按涌泉、内庭、太溪、照海、然谷、厉兑、太冲、申脉等穴，各2～3分钟。

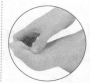

拇指推法

持续用拇指指端点法、示指指间关节点法、拇指关节刮法、按法、示指关节刮法、双指关节刮法、拳刮法、拇指推法、擦法、拍法等作用于相应反射区，各操作3～5分钟，以局部酸胀为佳。

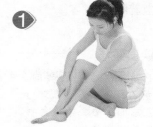

❶

重按足底，摇摆踝各趾。

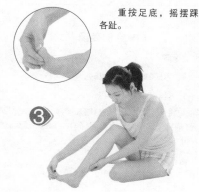

❸

急性咽炎宜以重手法按摩，慢性则应注重按摩手法的持续有力。

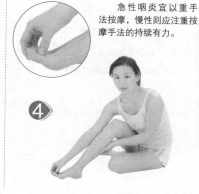

❹

## 注意事项

1. 进餐的时间要有规律，同时注意膳食营养。

2. 平时生活要有规律。劳逸结合，养成体育锻炼的好习惯。

3. 伤风感冒是引起急性咽炎和慢性咽炎的主要原因，而且发病率很高，因此要注意天气的冷暖变化。随时增减衣服，活动出汗后不要马上脱衣服、到冷的地方或者吹风冲凉。

# 落枕

## 病症概述

落枕又称"失枕"，是一种常见病，好发于青壮年，以冬春季多见。主要表现为晨起突感颈后部、上背部疼痛不适，多以一侧为重，有两侧都感到疼痛者，也有一侧重，一侧轻。多数患者因为昨夜睡眠位置欠佳，或者是睡姿没有发生变化。因为颈椎被固定在同一个姿势太久容易造成肌肉酸痛，所以，最好不要趴着睡或坐着睡。

## 足部按摩反射区

膀胱、输尿管、肾脏、颈椎、尾骨、甲状旁腺。

## 足部按摩取穴

京骨、束骨、昆仑、申脉。

> **⚠ 饮食禁忌**
>
> 1.忌吃富含胆固醇的食物，如蛋黄、肝脏、虾、蟹。
> 2.忌烟、酒、辛辣食物。
> 3.忌油炸食物。

| 按摩后请这样喝 | | ◉枸杞 | ◉红糖姜汤 |
|---|---|---|---|
| | 功效 | 改善动脉硬化 | 促进血液循环 |
| | 材料 | 枸杞20克、沸水500毫升 | 老姜一块、水500毫升、红糖15克 |
| | 做法 | 将枸杞加沸水泡20分钟，滤渣即可饮用 | ① 老姜洗净后磨泥备用<br>② 用中火将水煮沸，加入红糖略加搅拌<br>③ 待红糖完全溶解，加入姜泥拌匀，沸腾后熄火，趁温热饮用 |

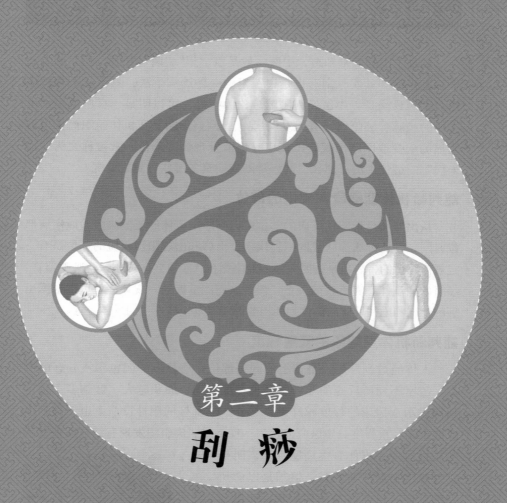

第二章

刮痧

# 通过刮痧诊断疾病，防病于未然

看过中医的人都知道，中医一般是以"望""闻""问""切"的方式来诊断疾病。其实，刮痧也是中医里的一种诊病手法，只不过不常被应用。刮痧诊病是以中医经络脏腑理论为指导，可以明显、直白地提示出人体的经脉、脏腑器官有无发病 现象。刮痧诊断是在机体组织尚未出现明显的病变或刚刚出现轻微病变时提前发现病变部位，常被称之为"治未病"的最佳手法。那么，刮痧诊断疾病具备哪些独到之处呢？

## 能判断机体亚健康和疾病的部位

从出痧和再现阳性反应的部位可以判断出机体的亚健康症状或疾病部位，同一种亚健康症状或同一种疾病，出痧和出现阳性反应的部位是有一定规律可循的，痧象是按照人体的经络循行、全息穴区分布，与脏腑器官、经络的病理状态有直接的关系。倘若人们能掌握这一规律，就可以根据出痧的情况和阳性反应的部位判断出亚健康以及疾病发生的具体位置。

## 能判断机体亚健康的轻重程度

人体经过刮痧后，身体上的同一部位，所显痧的颜色深浅、痧的形态、疏密不同所反应的亚健康轻重程度不同，面积越大、痧越多、颜色越深表示亚健康的程度越严重。另外，从刮痧的阳性反应上也能判断出亚健康的轻重程度。中医研究认为，皮下或肌肉组织发现有结节或条索状的阳性反应，不伴有疼痛感觉，表明虽然经脉气血瘀滞时间长，但却是以前病变的反应，目前尚未出现症状；如果发现有结节或条索状的阳性反应，并伴有经脉气血瘀滞时间长，有疼痛感，说明机体仍有炎症或症状表现。

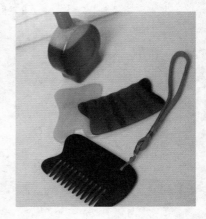

## 能判断出体质特点及患病情况

通过出痧的色泽、疏密、形态还可以判断出人的体质类型、患病原因、患病情况。另外，从刮痧的阳性反应中不同的疼痛表现也可判断出患病情况。例如，刺痛是血液运行不畅导致的血瘀证，胀痛是气机运行受阻导致的气郁、气滞证，酸痛是气血不足导致的虚证。

# 刮痧的注意事项

## 刮痧疗法的适应证

刮痧疗法临床应用广泛，适用于内、外、妇、儿、五官等各科和各系统疾病，如消化系统、循环系统、呼吸系统等，还适用于预防疾病和保健强身。

| 1 | 呼吸系统疾病 | 如感冒、咳嗽、气管炎、哮喘、肺炎等 |
|---|---|---|
| 2 | 消化系统疾病 | 如胃病、反胃、呃逆、吐酸、呕吐、急性胃炎、胃肠神经官能症、胆道感染、肠道预激综合征、便秘、腹泻、腹痛等 |
| 3 | 泌尿系统疾病 | 如泌尿系统感染、尿失禁、膀胱炎等 |
| 4 | 神经系统疾病 | 如眩晕、失眠、头痛、多汗症、神经衰弱、抑郁症、坐骨神经痛等 |
| 5 | 心血管系统疾病 | 如心悸、高血压等 |
| 6 | 运动系统疾病 | 如腱鞘炎、脉管综合征、网球肘、落枕、肩痛、腰痛、肥大性脊柱炎、急性腰扭伤、慢性腰肌纤维炎、梨状肌综合征等 |
| 7 | 妇科系统疾病 | 如月经不调、痛经、闭经、经期发热、经期头痛、经前紧张综合征、更年期综合征、产后缺乳、急性乳腺炎等 |
| 8 | 五官系统疾病 | 如牙痛、咽喉肿痛、急性鼻炎、鼻衄、耳鸣、失音等 |
| 9 | 内分泌系统疾病 | 如糖尿病等 |
| 10 | 其他 | 如中暑、水肿、日常保健等 |

## 刮痧疗法的禁忌证

刮痧疗法尽管可以用于多种病症治疗，但它也有禁忌证和慎用证。

1. 有出血倾向的疾病，忌用本法治疗或慎用本法治疗，如血小板减少性疾病，过敏性紫癜症、白血病等。

2. 凡危重病症，如急性传染病、重症心脏病等，应立即住院观察治疗。如果没有其他办法，可用本法进行暂时的急救措施，以争取时间和治疗机会。

3. 新发生的骨折患部不宜刮痧，须待骨折愈合后方可在患部刮疗。外科手术瘢痕处亦应在 2 个月以后方可局部刮痧，恶性肿瘤患者手术后，瘢痕局部处慎刮。

4. 传染性皮肤病不宜刮痧，如疖肿、痈疮、瘢痕、溃烂、性传染性皮肤病及皮肤不明原因的包块等。

5. 年老体弱者、空腹及妊娠妇女的腹部、处于经期女性的下腹部以及女性面部忌用大面积泻法刮拭。

6. 对刮痧恐惧或过敏者，忌用本法。

7. 孕妇、妇女经期，禁刮下腹部及三阴交穴、合谷穴、足三里穴等穴位，且刮拭手法宜轻，用补法。

## 特别提醒

### 术前注意事项

1. 刮痧疗法须暴露皮肤，且刮痧时皮肤汗孔开泄，如遇风寒之邪，邪气可从开泄的毛孔直接入里，影响刮痧疗效，而且易引发新的疾病。故刮痧前要选择一个好的治疗场所，注意空气流通、清新，注意保暖，注意避风，尤其是夏季不可在有过堂风的地方刮痧。

2. 选择舒适的刮痧体位，以利于刮拭和防止晕刮。

3. 刮痧工具要严格消毒，防止交叉感染，刮拭前须仔细检查刮痧工具，以免刮伤皮肤。

4. 施术者的双手应消毒。

5. 刮拭前一定要向患者解释清楚刮痧的一般常识，消除其恐惧心理，取得患者配合，以免晕刮。

6. 勿在患者过饥、过饱及过度紧张的情况下进行刮痧治疗。

## 术中注意事项

1. 刮拭手法要用力均匀，以能忍受为度，达到出痧为止。

2. 婴幼儿及老年人，刮拭手法用力宜轻。

3. 不可一味追求出痧而用重手法或延长刮痧时间。出痧多少受多方面因素影响：一般情况下，血瘀之证出痧多，实证、热证出痧多，虚证、寒证出痧少；服药过多者，特别是服用激素类药物不易出痧；肥胖者与肌肉丰满的人不易出痧，阴经较阳经不易出痧，室温低时不易出痧。

4. 刮拭过程中，要经常询问患者感受。如遇到精神疲惫、头晕目眩、面色苍白、恶心欲吐，出冷汗、心慌、四肢发凉或血压下降、神志不清时应立即停止刮痧。同时，抚慰患者勿紧张，帮助其平卧，注意保暖，并给予温开水或糖水。如仍不缓解，可用刮板角部点按其人中穴，力量宜轻，避免重力点按后局部水肿，并对百会穴和涌泉穴施以泻刮法。患者病情好转后，继续刮内关穴、足三里穴。

## 术后注意事项

1. 刮痧治疗使汗孔开泄，邪气外排，会消耗体内部分津液，故刮痧后宜饮温水一杯，休息片刻。

2. 刮痧治疗后，为避免风寒之邪侵袭，须待皮肤毛孔闭合恢复原状后再洗浴，一般应等待约 3 小时。

3. 对于某些复杂的病症，除用刮痧治疗外，应配合其他诸如药物治疗，以免延误病情。

# 刮痧治疗 25 种常见病

## 中暑 ✚

　　中暑俗语称"发痧"，常发生于夏季或长时间从事高温作业的人员。缺乏必要的防暑降温措施，体质虚弱，过度劳累均可诱发本病。中暑有轻症及重症两种。轻症主要表现为头痛、头昏、胸闷、恶心、呕吐、口渴、发热不出汗、烦躁不安、全身疲乏、肢体自觉酸痛等。重症患者除了上述症状外，还出现肢体发冷、面色苍白、心慌气短、全身冷汗的症状，严重者可出现神志不清、腓肠肌痉挛及四肢抽搐等。

　　中医认为：本病乃因暑湿秽浊之气耗伤气阴或蒙蔽清窍所致。

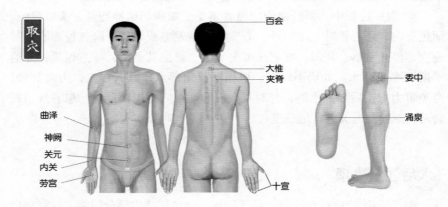

取穴　百会　大椎　夹脊　委中　涌泉　曲泽　神阙　关元　内关　劳宫　十宣

## 刮拭方法

**方法**：采用直接刮法。
**工具**：采用水牛角刮痧板，介质采用红花油。
**手法**：采用泻法。
**操作**：
**1.** 先在后颈部大椎、夹脊，上肢部曲泽、内关均匀涂抹红花油，用角刮法刮拭，以局部刮出出血点为度；
**2.** 用拇指揉法点揉腹部神阙、关元，手部劳宫，以局部酸胀为度；
**3.** 下肢委中处均匀涂抹红花油，用角刮法刮拭；

**4.** 用拇指揉法点揉足部涌泉；
**5.** 放痧穴：委中、十宣（位于两手十指尖端）。严格消毒后用小号三棱针进行点刺，放出5~7滴血。

### 【医生的叮嘱】

　　如果患者出现神志不清状态，应先开窍醒神，然后再行刮治，术前要患者饮少量温水。

# 头痛 🧰

## 注意事项

1. 症型不清、涉及多种并发病时，应先咨询医生，再决定是否进行刮痧。
2. 治疗期间，不能停药，病情稳定后可逐渐减少药量。
3. 加强身体锻炼，增强体质，严防感染。
4. 过度肥胖者，应适当限制饮食，使体重保持在正常范围。
5. 患者膳食中的蛋白质、脂肪和碳水化合物应有恰当的比例。
6. 多吃新鲜蔬菜，不要吃过甜的食物。

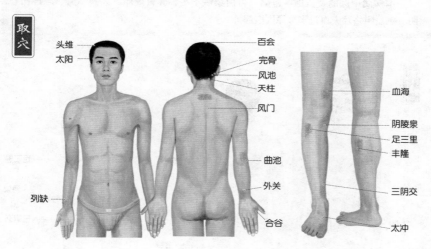

取穴

头维
太阳
列缺

百会
完骨
风池
天柱
风门
曲池
外关
合谷

血海
阴陵泉
足三里
丰隆
三阴交
太冲

## 刮拭方法

**方法**：采用直接刮法。
**工具**：采用水牛角刮痧板，介质采用凡士林油。
**手法**：采用平补平泻法。
**操作**：

1. 在风池、完骨均匀涂抹凡士林油，先刮头顶部百会，用角刮法刮风池、完骨、天柱及后头部；
2. 然后刮肩部风门；
3. 点揉头部两侧头维、太阳；
4. 在曲池、外关均匀涂抹凡士林油，用斜刮法刮拭；
5. 用拇指揉法点揉手部合谷、上肢部列缺；
6. 在丰隆、血海、阴陵泉、足三里、三阴交均匀涂抹凡士林油，用斜刮法刮拭；
7. 点揉足部太冲；
8. 放痧穴：太阳、百会，严格消毒后，用小号三棱针点刺出3~5滴血。

### 【医生的叮嘱】

首先，确定病因，按照本病的适应证进行治疗。其次，刮治的次数不限，多在病发时进行治疗。最后，嘱患者消除紧张情绪，进行体育锻炼。

# 贫血

　　循环血液的红细胞数或血红蛋白量低于正常时称为贫血。成年男子的血红蛋白如果低于 12g/dl，成年女子的血红蛋白低于 11g/dl，可以认为是贫血。

　　主要症状有面色苍白、呼吸急促、心跳加快、疲乏无力、腹泻、闭经、性欲下降等。

　　形成贫血的原因主要有三种：（1）造血功能不良，如缺铁性贫血、再生障碍性贫血、巨幼红细胞性贫血等；（2）溶血性贫血，如脾功能亢进等；（3）急、慢性失血，其中以缺铁性贫血最为多见。

　　本病属中医的"血虚"范畴。可由禀赋不足、脾胃虚弱、久病不愈、思虑伤阴、瘀血阻络及失血过多等原因引起。

取穴

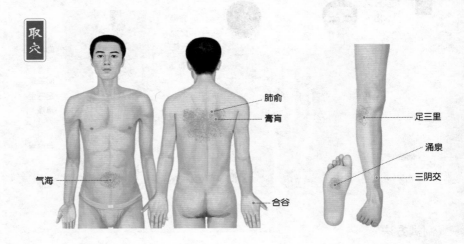

肺俞
膏肓
气海
合谷
足三里
涌泉
三阴交

## 刮拭方法

**方法**：采用间接刮法。
**工具**：采用木鱼石刮痧板，介质采用红花油。
**手法**：采用补法。
**操作**：

1. 先在患者背部膏肓、肺俞放一层薄布，薄布用红花油浸透，然后再用木鱼石刮痧板在布上刮拭，以透热为度；

2. 用拇指揉法点揉腹部气海，以酸胀为度；

3. 在患者下肢部足三里、三阴交放一层薄布，薄布用红花油浸透，然后再用木鱼石刮痧板在布上刮拭，以透热为度；

4. 用拇指揉法点揉手部合谷、足部涌泉，以酸胀为度。

【 医生的叮嘱 】

　　应查明病因，并针对病因进行有效的治疗。手法一定要轻，术前要嘱患者饮少量温水，并消除紧张情绪。

# 慢性肾炎

慢性肾炎是慢性肾小球肾炎的简称，是病因不同、病情复杂、原发于肾小球的一种免疫性炎症性疾病。

慢性肾炎起病缓慢、病程长，临床表现轻重悬殊。初期只有少量尿蛋白或镜下血尿及管型尿；以后可见水肿、高血压、蛋白尿；最后出现贫血、严重高血压、慢性肾功能不全或肾衰，同时可伴有不同程度的腰部酸痛、尿短少、乏力等症状。

本病属中医的"水肿""虚劳""腰痛"等范畴。主要病变在肺、脾、肾3个脏器，以肾为根本，系由外邪侵袭、内伤脾胃、体内水液失布、气化失常而致。

肾炎的患者其以男性居多，病程一般持续1年以上，发病年龄大多为20～40岁。

## 取穴

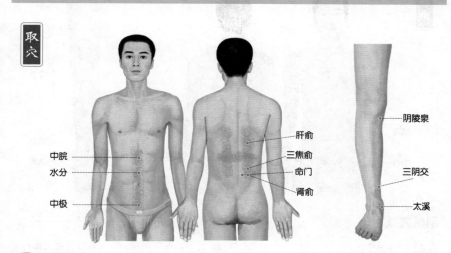

中脘
水分
中极

肝俞
三焦俞
命门
肾俞

阴陵泉
三阴交
太溪

## 刮拭方法

**方法：**采用直接刮法。
**工具：**采用木鱼石刮痧板，介质采用红花油。
**手法：**采用补法。
**操作：**

1. 在后背部肝俞、命门、三焦俞、肾俞均匀涂抹红花油，用平刮法刮拭，以刮出出血点为度；

2. 用拇指揉法点揉腹部中脘、水分、中极，以局部酸胀为度；

3. 在下肢部阴陵泉、三阴交、足部太溪均匀涂抹红花油，用斜刮法刮拭，以刮出出血点为度。

### 【医生的叮嘱】

如果刮治部位有水肿，在刮治的时候一定要小心，以防皮肤破损，造成感染。

# 前列腺病 ✚

前列腺病是指前列腺特异性和非特异性感染所致的急慢性炎症引起的全身或局部症状，可伴有尿频、尿急、尿痛、余尿不尽、尿道口有乳白色分泌物等症状。

## 注意事项

1. 不吃辛辣刺激性食物，不饮酒。
2. 性生活要适度，戒手淫，防止前列腺过度充血。
3. 尽量不骑自行车，避免长期坐硬椅子，或久坐潮湿之地。
4. 积极治疗泌尿系统炎症。

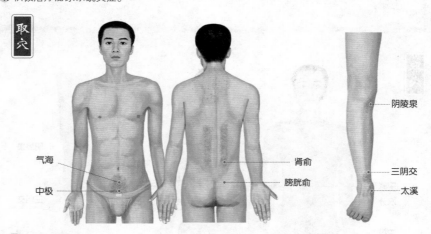

取穴

气海　中极　肾俞　膀胱俞　阴陵泉　三阴交　太溪

## 刮拭方法

**方法：** 采用揪痧法。
**工具：** 介质采用凡士林油。
**手法：** 采用补法。
**操作：**

1. 先在患者后背部肾俞、膀胱俞均匀涂上凡士林油，然后施术者五指屈曲，用示、中指的第二指节对准施术部位，把皮肤与肌肉揪起，然后瞬间用力向外滑动再松开，这样一揪一放，反复进行，并连续发出"啪啪"声响。在同一部位可连续操作6～7遍，这时被揪起部位的皮肤就会出现痧点；
2. 再点揉腹部气海、中极；

3. 在下肢部阴陵泉、三阴交及足部太溪均匀涂上凡士林油，然后施术者五指屈曲，用示、中指的第二指节对准施术部位，把皮肤与肌肉揪起，然后瞬间用力向外滑动再松开，这样一揪一放，反复进行，并连续发出"啪啪"声响。在同一部位可连续操作6～7遍，这时被揪起部位的皮肤就会出现痧点。

### 【医生的叮嘱】

术前嘱患者多饮水，术后要让其休息片刻，并嘱患者治疗期间要禁房事。

# 单纯性肥胖症

单纯性肥胖症是指由于内分泌或遗传以外的原因，导致热量摄入超过消耗而引起的脂肪组织过多。引起肥胖的原因，多数情况下是由于营养失调所造成：由于摄入食物的热量大于人体活动需要量，体内脂肪过多沉积。往往表现为易感疲劳，耐力差，呼吸气短，下肢浮肿，多汗怕热，过度肥胖者容易并发高血压、动脉硬化、冠心病、糖尿病、胆囊炎等。

对于青少年来说，单纯性肥胖不但对身体健康有较大伤害，还会影响心理健康和智力发育。由于肥胖，动作不灵活，他们常常感到自卑、压抑、焦虑、缺乏自信。另外，因为行动不方便，活动太少，他们的大脑所接受的刺激也就受到限制，最终影响智力发育。

取穴

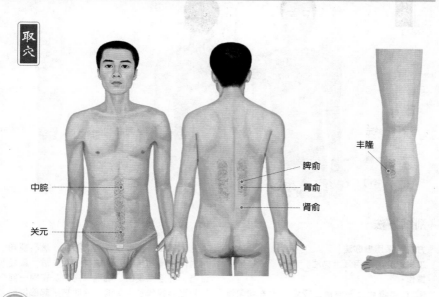

中脘

关元

脾俞

胃俞

肾俞

丰隆

## 刮拭方法

**方法**：采用直接刮法。
**工具**：采用木鱼石刮痧板，介质采用红花油。
**手法**：采用泻法。
**操作**：
1. 在后背部脾俞、胃俞、肾俞均匀涂抹红花油，用平刮法刮拭，以刮出出血点为度；
2. 用拇指揉法点揉腹部中脘、关元；

3. 在下肢部丰隆均匀涂抹红花油，用斜刮法刮拭，以刮出出血点为度。

【医生的叮嘱】

术前要嘱患者多饮水，术后嘱其多运动，少进食高能量的食物。

# 早泄

早泄是指性交时间极短，或阴茎插入阴道就射精，随后阴茎即软，不能正常进行性交的一种病症，是一种最常见的男性性功能障碍。

## 注意事项

1. 积极参加健康的文体活动。
2. 可多食用壮阳益精类食品，如韭菜、核桃、蜂蜜、蜂王浆、狗肉、羊肉、羊肾、狗肾及猪、羊的外肾。

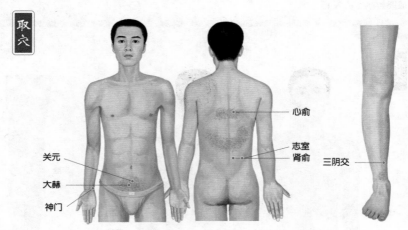

取穴

心俞
关元
大赫
神门
志室
肾俞
三阴交

## 刮拭方法

**方法**：采用揪痧法。
**工具**：介质采用凡士林油。
**操作**：

1. 在患者后背部心俞、肾俞、志室均匀涂上凡士林油，然后施术者五指屈曲，用示、中指的第二指节对准施术部位，把皮肤与肌肉揪起，然后瞬间用力向外滑动再松开，这样一揪一放，反复进行，并连续发出"啪啪"声响。在同一部位可连续操作6～7遍，这时被揪起部位的皮肤就会出现痧点；

2. 点揉腹部关元、大赫、手部神门；

3. 在患者三阴交均匀涂上凡士林油，然后施术者五指屈曲，用示、中指的第二指节对准施术部位，把皮肤与肌肉揪起，然后瞬间用力向外滑动再松开，这样一揪一放，反复进行，并连续发出"啪啪"声响。在同一部位可连续操作6～7遍，这时被揪起部位的皮肤就会出现痧点；

4. 放痧穴：大赫。消毒后用小号三棱针点刺出3～5滴血。

### 【医生的叮嘱】

术前禁饮水，术后要禁房事，平时注意锻炼身体。

# 遗精 🏥

　　遗精是指无性交而精液自行外泄的一种男性疾病。有梦而精液外泄者为梦遗，无梦而精液外泄者为滑精，无论是梦遗还是滑精都统称为遗精。一般一周不超过1次属正常的生理现象；如果一周数次或一日数次，并伴有精神萎靡、腰酸腿软、心慌气喘，则属于病理性。

## 注意事项

1. 节制房事，加强精神调养，远离色情刺激。
2. 养成侧卧的习惯，被褥不宜过厚，内裤不宜过紧。
3. 少吃辛辣肥甘食物，戒烟酒。
4. 多参加有益的娱乐活动，以转移欲念。
5. 睡前用温热水泡脚，并揉搓脚底。

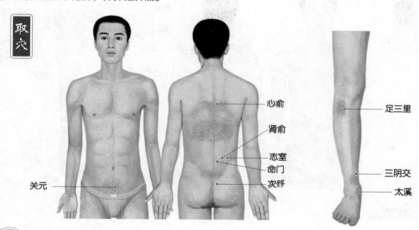

取穴

心俞
肾俞
志室
命门
次髎
关元
足三里
三阴交
太溪

## 刮拭方法

**方法：** 采用直接刮法。

**工具：** 采用木鱼石刮痧板，介质采用凡士林油。

**操作：**

1. 在后背部心俞、命门、肾俞、志室、次髎均匀涂抹凡士林油，心俞和肾俞采用平刮法，命门、志室和次髎采用角刮法，均以刮出出血点为度；

2. 用拇指揉法点揉腹部关元，以局部酸胀为度；

3. 在下肢部足三里、足部太溪均匀涂抹凡士林油，用斜刮法刮拭，以刮出出血点为度；

4. 放痧穴：三阴交，消毒后用小号三棱针点刺出3～5滴血。

### 【医生的叮嘱】

　　术前要少饮水，术后要禁房事，并要注意锻炼身体。

# 失眠 ✚

失眠症是以经常不易入睡为特征的一种睡眠障碍。导致失眠的原因很多，可分为生理性、病理性、精神方面和药物作用等，确切的失眠症是指由精神因素和部分疾病引起的。中医学认为，本症多因思虑劳倦，心血亏损，心神失养；或房劳伤肾，阴虚火旺，心肾不交；或情志抑郁，肝火上扰，神志不宁等所致。

## 注意事项

1. 服用镇静剂以后，不适合自我手法操作。
2. 应指导和鼓励患者坚持体育锻炼，调节情志，合理安排生活。
3. 保持心情舒畅，消除紧张情绪。

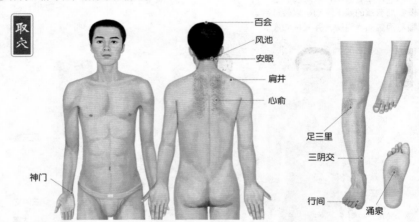

取穴

百会
风池
安眠
肩井
心俞
足三里
三阴交
行间
涌泉
神门

## 刮拭方法

**方法**：采用直接刮法。
**工具**：采用水牛角刮痧板，介质采用红花油。
**手法**：采用平补平泻法。
**操作**：
1. 在头部百会及后头部安眠、风池，后背部肩井、心俞均匀涂上红花油，然后用刮痧工具直接接触患者皮肤，反复进行刮拭，至皮下呈现痧痕为止；
2. 用拇指揉法点揉上肢部神门，以酸胀为度；
3. 在下肢部足三里、三阴交均匀涂上红花油，然后用刮痧工具直接接触患者皮肤，反复进行刮拭，至皮下呈现痧痕为止；
4. 用拇指揉法点揉足部行间、涌泉，以酸胀为度；
5. 放痧穴：神门、行间。两穴在揉完之后，进行一下消毒，再用小号三棱针进行点刺，以放出 3～5 滴血为度。

### 【医生的叮嘱】

患者要进行适当的体育锻炼，调节情志。

# 慢性腰痛

腰痛是指腰部一侧或双侧疼痛的一种症状，临床所见，慢性腰痛在一般情况下大致可以分为寒湿腰痛、湿热腰痛、肾虚腰痛、瘀血腰痛和腰肌劳损等。

腰肌劳损主要是指腰骶部肌肉、筋膜等软组织慢性损伤，其在慢性腰痛中占的比例最大。腰肌劳损多由急性腰扭伤后失治、误治，反复多次损伤；或由于劳动中长期维持某种不平衡体位，如长期从事弯腰工作，或由于习惯性姿势不良等引起。

## 注意事项

1. 注意饮食起居，注意保护腰部。
2. 衣服汗湿后要及时更换，以防潮湿的衣服在身上被焐干。
3. 戒烟戒酒，增强体质。

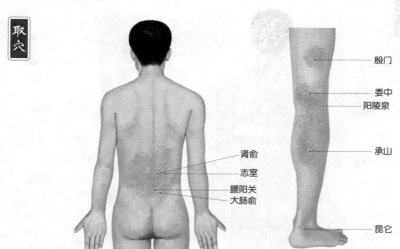

取穴

殷门
委中
阳陵泉
承山
昆仑
肾俞
志室
腰阳关
大肠俞

## 刮拭方法

**方法：**采用直接刮法。
**工具：**采用水牛角刮痧板，介质采用红花油。
**手法：**采用补法。
**操作：**

1. 在腰背部志室、肾俞、大肠俞、腰阳关均匀涂抹红花油，用水牛角刮痧板进行刮拭，以局部刮出出血点为度；
2. 在下肢后部委中、殷门、阳陵泉、承山、昆仑均匀涂抹红花油，用水牛角刮痧板进行刮拭，殷门采用平刮法，昆仑采用角刮法，委中、阳陵泉、承山采用斜刮法，以局部刮出出血点为度。

【医生的叮嘱】

患者多进行体育锻炼以及理疗。

# 痤疮 🩹

　　痤疮（青春痘）是青春发育期常见的皮脂腺疾病，又称肺风粉刺，好发于颜面、上胸、肩、背部。痤疮病因是由于青春期性腺成熟，睾酮分泌增加，皮脂腺代谢旺盛，排泄增多，使其成分有所改变，过多的皮脂堵塞于毛囊口，加上细菌等侵入引起发炎。本病的发生与过食脂肪、糖类，消化不良，休息欠佳等因素有关，青春期后多数患者可自愈。

　　痤疮的主要临床表现为黑头粉刺、白头粉刺、炎性丘疹、脓疱、结节、囊肿，易形成色素沉着、毛孔粗大甚至疤痕样损害。影响容貌，严重者可给年轻人造成极大的心理压力和精神痛苦。本病的早期发现、早期治疗很重要。及时规范的诊治，可以避免或减少皮肤的损害。

## 取穴

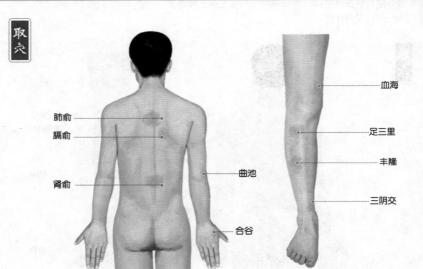

肺俞
膈俞
肾俞
曲池
合谷
血海
足三里
丰隆
三阴交

## 刮拭方法

**方法**：采用直接刮法。
**工具**：采用水牛角刮痧板，介质采用红花油。
**手法**：采用泻法。
**操作**：
刮拭时按以下部位顺序进行：背部肺俞、膈俞、肾俞，上肢部曲池、合谷，下肢部足三里、丰隆、三阴交。先在这些部位均匀涂抹红花油，然后用刮痧工具直接接触患者皮肤，反复进行刮拭，至皮下呈现痧痕为止。肺俞和足三里等穴采用平刮法，合谷和三阴交等穴采用斜刮法。

### 【医生的叮嘱】

治疗期间要禁食辛辣食品，多饮水。

# 颈椎病 ✚

  颈椎病又称颈椎综合征，多因颈椎骨、椎间盘及其周围纤维结构的损害，致使颈椎间隙变窄，关节囊松弛，内平衡失调。主要临床表现为头、颈、臂、手、上胸背、心前区疼痛或麻木、酸沉、放射性痛、头晕、无力，劲肩、上肢及手感觉明显减退，有部分患者有明显的肌肉萎缩。

## 注意事项

1. 病程较长，需坚持治疗。
2. 劳逸结合，不宜长时间读书、看电视、上网等。
3. 睡眠时枕头不宜过高，软硬要适宜。
4. 颈部要注意保暖，避免受凉。
5. 明确疾病诊断类型，对脊髓型和椎动脉型以及颈椎增生明显者应慎用刮痧。

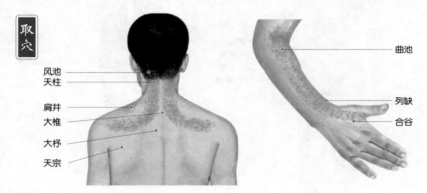

取穴

风池
天柱
肩井
大椎
大杼
天宗

曲池
列缺
合谷

## 刮拭方法

**方法**：采用直接刮法。
**工具**：采用水牛角刮痧板，介质采用红花油。
**手法**：采用补法。
**操作**：
1. 在后颈部风池、天柱、肩井、大椎、大杼、天宗均匀涂上红花油，然后用刮痧工具直接接触患者皮肤进行刮拭，风池、天柱、大椎、大杼采用角刮法，肩井采用斜刮法，天宗采用平刮法；
2. 在肩背部均匀涂上红花油，用平刮法直接接触患者皮肤进行刮拭；

3. 在上肢部曲池、列缺均匀涂上红花油，然后用刮痧工具直接接触患者皮肤，曲池采用斜刮法，列缺采用角刮法；
4. 在手部合谷均匀涂上红花油，用角刮法直接接触患者皮肤进行刮拭。

### 【医生的叮嘱】

  术前要少饮水，术后要禁房事，并要注意锻炼身体。

# 腰椎间盘突出症

　　腰椎间盘突出症是指由于腰椎间盘退行性改变后弹性下降而膨出或外伤作用下椎间盘纤维环破裂髓核突出，刺激或压迫神经根、脊髓而引起的以腰腿痛为主要表现的临床症候群。中医认为本病主要因肝肾亏损，外伤瘀血滞阻，外感风寒湿邪等所致。

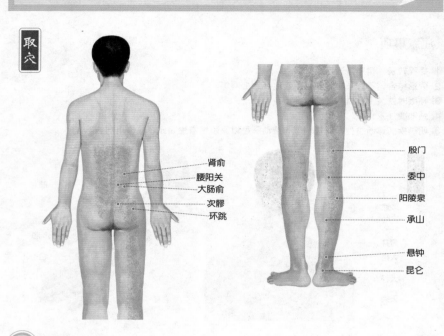

取穴

肾俞
腰阳关
大肠俞
次髎
环跳

殷门
委中
阳陵泉
承山

悬钟
昆仑

## 刮拭方法

**方法：** 采用直接刮法。
**工具：** 采用水牛角刮痧板，介质采用红花油。
**手法：** 采用补法。
**操作：**

❶ 在腰背部肾俞、大肠俞、次髎均匀涂抹红花油，用水牛角刮痧板进行刮拭，肾俞、大肠俞采用平刮法，腰阳关采用角刮法，以局部刮出出血点为止；

❷ 在下肢部环跳、殷门、委中、阳陵泉、承山、悬钟、昆仑均匀涂抹红花油，用水牛角刮痧板进行刮拭，阳陵泉、昆仑等穴采用角刮法，承山采用平刮法，委中采用斜刮法，以局部刮出出血点为止；

❸ 在腰背部腰阳关均匀涂抹红花油，用角刮法进行刮拭，以局部刮出出血点为止。

### 【医生的叮嘱】

　　术后要休息片刻，方可进行活动。平时要注意行动，不要做太大幅度的动作。尽量睡硬板床，注意避风寒及潮湿。

# 慢性鼻炎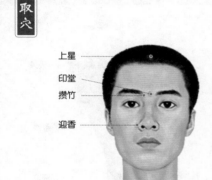

　　慢性鼻炎是鼻腔黏膜和黏膜下层的慢性炎症。表现为鼻黏膜的慢性充血肿胀，称慢性单纯性鼻炎，若发展为鼻黏膜和鼻甲骨的增生肥厚，则称慢性肥厚性鼻炎。

　　慢性鼻炎主要表现为鼻塞、鼻涕多等症状，肥厚性鼻炎可表现为持续性鼻塞，单纯性鼻炎为间歇性鼻塞。

　　主要病因包括急性鼻炎反复发作或治疗不彻底而演变成慢性鼻炎，邻近的慢性炎症如鼻窦炎、扁桃体炎等长期刺激或畸形，鼻腔用药不当引起药物性鼻炎。

## 注意事项

1. 加强锻炼，增强抵抗力，如晨跑、游泳、冷水浴、冷水洗脸等都能增强体质，提高抗寒能力。
2. 避免过度劳累，保证睡眠。
3. 不吸烟、饮酒，以免身体抵抗力下降，造成鼻黏膜调节功能变差。

取穴

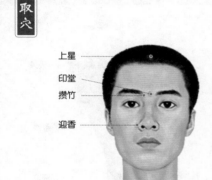

上星
印堂
攒竹
迎香

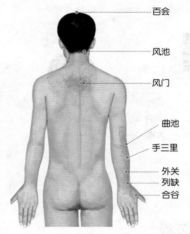

百会
风池
风门
曲池
手三里
外关
列缺
合谷

## 刮拭方法

**方法**：采用直接刮法。
**工具**：采用水牛角刮痧板，介质采用红花油。
**手法**：采用补法。
操作：

1. 在头部百会，颈部风池，背部风门，上肢部曲池、手三里、合谷等穴位处均匀涂抹红花油后，用水牛角刮痧板进行刮拭，以刮出出血点为度；

2. 用拇、示指挤按法挤印堂；

3. 放痧穴：头部上星、迎香。严格消毒后用小号三棱针进行点刺放血。

### 【医生的叮嘱】

患者要避风寒，多运动。

99

# 落枕

落枕在医学上称为颈部扭伤，其主要症状是一侧项背肌肉酸痛，活动受限。落枕是一种常见病，好发于青壮年，以冬春季多见。

落枕的常见发病经过是入睡前并无任何症状，晨起突感颈后部、上背部疼痛不适，以一侧为多，或有两侧俱痛者，或一侧重、一侧轻。多数患者可回想到昨夜睡眠位置欠佳，或有受凉等因素。由于疼痛，使颈项活动欠利，不能自由旋转，严重者俯仰也有困难，甚至头部强直于异常位置，使头偏向病侧。检查时可发现颈部肌肉有触痛、浅层肌肉有痉挛、僵硬，摸起来有"条索感"。

落枕的病因主要有两个方面：一是肌肉扭伤，如夜间睡眠姿势不良，头颈长时间处于过度偏转的位置；或因睡眠时枕头不合适，过高、过低、过硬，使头颈处于过伸或过屈状态，均可导致颈部一侧肌肉紧张，使颈椎小关节扭错，时间较长即可发生静力性损伤，使伤处皮筋强硬不和，气血运行不畅，局部疼痛不适，动作明显受限等；二是感受风寒，如睡眠时受寒，盛夏贪凉，使颈背部气血凝滞，筋络痹阻，以致僵硬疼痛，动作不利。

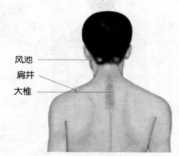

风池
肩井
大椎

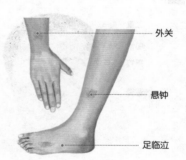

外关

悬钟

足临泣

## 刮拭方法

**方法：**采用直接刮法。
**工具：**采用水牛角刮痧板，介质采用红花油。
**手法：**采用平补平泻法。
**操作：**

1. 在后颈部风池、大椎，肩部肩井及颈肩部均匀涂上红花油，然后用刮痧工具直接接触患者皮肤，风池、肩井用斜刮法，大椎采用角刮法，反复进行刮拭，以局部刮出出血点为度；

2. 在上肢部外关，下肢部悬钟，足部足临泣均匀涂上红花油，然后用刮痧工具直接接触患者皮肤，用斜刮法反复进行刮拭，以局部刮出出血点为度。

### 【医生的叮嘱】

手法不宜过重，以免造成患侧的皮肤破损。

## 痔疮 🏥

　　凡肛门内外有静脉曲张引起的突出都叫痔，多因便秘、妊娠等致使直肠下端肛门周围的静脉发生扩张、弯曲成团而形成。如发生于肛门内的为内痔，肛门外的为外痔，内外兼有为混合痔。

　　因痔核可出现肿痛、瘙痒、出血等，故称痔疮。外痔在肛门边缘常有赘生的皮瓣，在发炎时可感觉疼痛；内痔可见便后出血，血的颜色鲜红，附在粪便之外，不与粪便相混。痔核可逐渐增大，大便时可脱出肛门。

　　中医认为，久坐久立、负重远行或饮食失调、嗜食辛辣甘肥、泻痢日久及劳倦等，可导致肛肠气血不调、络脉瘀滞、蕴生湿热而成痔疮。

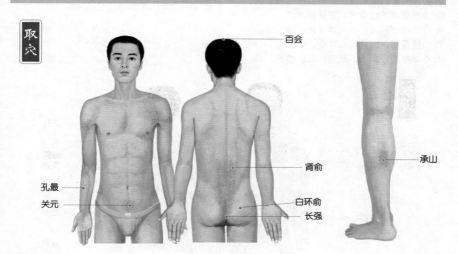

取穴　　百会　肾俞　白环俞　长强　孔最　关元　承山

## 刮拭方法

**方法：**采用泻血法。
**工具：**采用三棱针。
**手法：**采用泻法。
**操作：**

1. 按头顶部百会，腰背部肾俞、白环俞、长强及腰骶部，上肢部孔最，腹部关元，下肢部承山的顺序，进行常规消毒后，左手拇指压在被刺部位下端，上端用橡皮管结扎，右手持三棱针对准被刺部位静脉，迅速刺入脉中0.5毫米深，然后出针，使其流出少量血液，出血停止后，以消毒棉球按压针孔。

当出血时，也可轻按静脉上端，以助瘀血排出，毒邪得泄。

2. 放痧穴：在舌下龈交穴附近，若发现有米粒大小的小疙瘩，用三棱针挑破，放出少量血液。

### 【医生的叮嘱】

　　术前要进行严格的消毒，术后要防止感染。有止血障碍的患者不可用此法。

# 肩周炎 ✚

中医认为，久坐久立、负重远行或饮食失调、嗜食辛辣甘肥、泻痢日久及劳倦等，可导致肛肠气血不调、络脉瘀滞、蕴生湿热而成痔疮。

## 注意事项

1. 治疗前须明确诊断，排除肩关节骨折、脱臼、肿瘤、结核等病症。
2. 急性期肩痛剧烈时，避免剧烈牵拉活动肩关节。
3. 对肩外病因（如颈椎间盘突出症）引起的肩痛，主要治疗其原发病。
4. 对患有骨质疏松症，同时又患有糖尿病、类风湿性关节炎者，刮痧时要慎重。
5. 少数患者迁延难愈，需坚持治疗。
6. 注意肩部保暖，不可吹冷风、冷空调。
7. 慎提重物，避免患肩外伤、劳损。
8. 患者在治疗期间，需坚持功能锻炼。

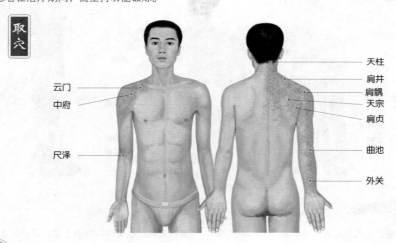

取穴

云门
中府
尺泽

天柱
肩井
肩髃
天宗
肩贞
曲池
外关

## 刮拭方法

**方法**：采用直接刮法。
**工具**：采用水牛角刮痧板，介质采用红花油。
**手法**：采用平补平泻法。
**操作**：
在所取穴位上均匀涂上红花油，然后用刮痧工具直接接触患者皮肤，刮拭时按以下部位顺序进行：颈部哑门、风池、大椎，肩背部肩井、天宗，胸部中府、云门，上肢部肩髎、肩贞、臑会、肩髃、外关、曲池、合谷，下肢部足三里。

### 【医生的叮嘱】

在进行刮治时，肩膀可适当地进行活动，以通经气。

# 阳痿 ✚

　　阳痿是指阴茎萎缩不能勃起，或勃起不坚，本病在临床上常伴有腰膝酸软，精神不振，乏力等表现。中医认为阳痿多由肾阳亏虚，命门火衰，或惊恐伤肾，或湿热下注所致。

## 注意事项

1. 治疗期间应暂停房事，戒除手淫，节制情欲。

2. 阳痿多属功能性，与精神因素密切相关，所以在按摩治疗的同时，应做好患者的思想工作，消除思想压力，增强信心。

3. 一些药物对性功能有一定的抑制作用，也会因此引起阳痿，不可多用、滥用，如降压药、利尿药、镇静药以及抗雄激素药等。

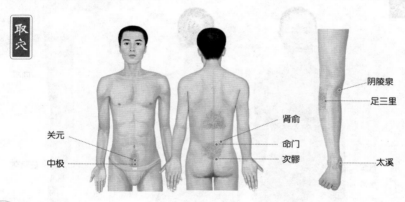

取穴

关元　中极　肾俞　命门　次髎　阴陵泉　足三里　太溪

## 刮拭方法

**方法：**采用揪痧法。

**工具：**介质采用红花油。

**操作：**

1. 在患者后背部命门、肾俞、次髎均匀涂上红花油，然后施术者五指屈曲，用示、中指的第二指节对准施术部位，把皮肤与肌肉揪起，然后瞬间用力向外滑动再松开，这样一揪一放，反复进行，并连续发出"啪啪"声响。在同一部位可连续操作6～7遍，这时被揪起部位的皮肤就会出现痧点；

2. 点揉腹部关元、中极；

3. 在患者下肢部阴陵泉、足三里及足部太溪均匀涂上红花油，然后施术者五指屈曲，用示、中指的第二指节对准施术部位，把皮肤与肌肉揪起，然后瞬间用力向外滑动再松开，这样一揪一放，反复进行，并连续发出"啪啪"声响。在同一部位可连续操作6～7遍，这时被揪起部位的皮肤就会出现痧点。

### 【医生的叮嘱】

　　术前要嘱患者尽量放松心情，术中可以令其入睡，治疗期间要禁房事，并注意多进行身体锻炼。

# 痛经 ⊞

## 注意事项

1. 适当休息，不要过度疲劳。
2. 调节情绪，避免暴怒、忧郁。
3. 经期注意保暖，避免寒冷，注意经期卫生。
4. 合理安排生活，饮食起居要有规律。
5. 进行适当的活动，如体育锻炼，坚持健美体操，也可使痛经缓解。
6. 对月经树立正确的认识观念，消除畏惧心理，防止全身疾病的发生。
7. 患者饮食以营养丰富、清淡易消化为宜，忌食生冷酸辣之物。

取穴

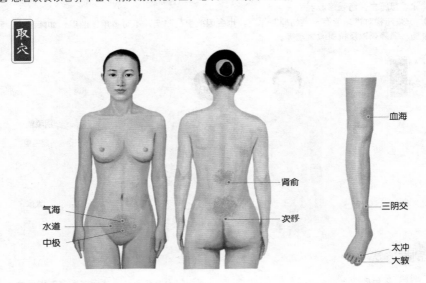

血海
肾俞
次髎
三阴交
太冲
大敦
气海
水道
中极

## 刮拭方法

**方法**：采用直接刮法。
**工具**：采用水牛角刮痧板，介质采用红花油。
**手法**：采用平补平泻法。
**操作**：

1. 在腰背部肾俞、次髎均匀涂抹红花油，用水牛角刮痧板进行刮拭，肾俞用平刮法，次髎用角刮法；
2. 用拇指揉法点揉腹部气海、水道、中极，以局部酸胀为度；

3. 在下肢部血海、三阴交均匀涂抹红花油，用斜刮法进行刮拭；
4. 放痧穴：足部太冲、大敦，严格消毒后用小号三棱针进行点刺放血。

### 【医生的叮嘱】

治疗要在每次月经来潮前 3 ~ 5 天进行，患者要避风寒。

# 百日咳 🏥

百日咳是由百日咳杆菌所致的急性呼吸道传染病，以婴幼儿多见，病程可长达2～3个月，故名百日咳。婴儿及重症者易并发肺炎及脑病。本病好发于冬春季节，现在由于接种疫苗发病较少。

患儿得了百日咳，可有轻微咳嗽、流鼻涕、鼻子不通气或轻微发热的症状，很像感冒。2～3天后，患儿咳嗽愈来愈重，尤其是晚上，咳嗽更为厉害，并逐渐发展为一阵阵的咳嗽。百日咳的咳嗽很特殊，一咳嗽起来就是一连几十声。咳到最后有吸长气的尖音，像公鸡叫一样。而且咳嗽时，脸憋得通红、发紫或流鼻涕、流眼泪，还可以引起呛咳性呕吐。咳嗽严重时，还会震破气管上的毛细血管，引起咯血。患病后需要2～3个月才能痊愈。

中医称本病为"顿咳""鸡鸣咳"，其病因病机为内蕴伏痰，外感风邪，风邪与伏痰搏结而致肺失清肃。

取穴

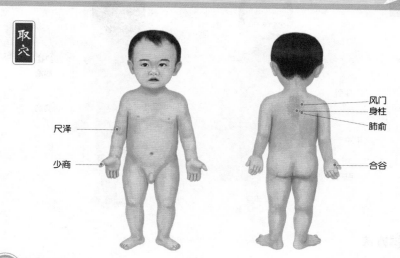

尺泽
少商
风门
身柱
肺俞
合谷

## 刮拭方法

**方法**：采用直接刮法。
**工具**：采用水牛角刮痧板，介质采用红花油。
**手法**：采用泻法。
**操作**：

1. 在背部风门、身柱、肺俞均匀涂抹红花油，用水牛角刮痧板反复进行刮拭，风门和肺俞用平刮法，身柱用角刮法，以局部红紫为度；

2. 用拇指揉法点揉上肢部尺泽、合谷，以局部酸胀为度；

3. 放痧穴：手部少商。严格消毒后用小号三棱针进行点刺放血。

### 【医生的叮嘱】

手法要轻柔，可配合药物疗法。

# 小儿夜啼

小儿夜啼是指婴儿每到晚间啼哭吵闹，或间歇发作或持续不已，甚至通宵达旦。民间常称患儿为"夜啼郎"。小儿夜啼首先要从生活护理上找原因，如饥饿、口渴、太热、太闷，或寒冷、尿布潮湿、白天睡眠过多等。其次应看有无疾患，如发热、佝偻病、蛲虫病、结核、鼻塞等。

中医认为引起小儿夜啼的原因多由寒、热、惊、积，即脾胃虚寒，气机凝滞，心火盛，惊吓，食积等所致。

小儿夜啼切忌滥用镇静药，更不能给巧克力、可可糖等含有兴奋剂的糖果与饮料。如因疾病引起啼哭（日夜俱哭），则应去医院检查，以免贻误病情。

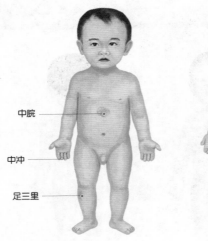
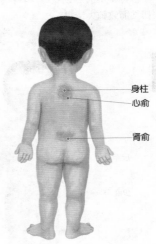

中脘

中冲

足三里

身柱
心俞

肾俞

## 刮拭方法

**方法**：采用直接刮法。
**工具**：采用水牛角刮痧板，介质采用红花油。
**手法**：采用泻法。
**操作**：
1. 在背部身柱、心俞、肾俞均匀涂抹红花油，用水牛角刮痧板反复进行刮拭，身柱用角刮法，心俞和肾俞用平刮法，以局部刮出出血点为度；
2. 用拇指揉法点揉腹部中脘，用示指轻揉四神聪；

3. 在下肢部足三里均匀涂抹红花油，用斜刮法进行刮拭，以局部刮出出血点为度；
4. 放痧穴位：手部中冲，严格消毒后用小号三棱针进行点刺放血。

### 【医生的叮嘱】

施术时手法要轻柔，患者平时要睡在安静之处。

# 睑腺炎（麦粒肿）

麦粒肿是眼睑睫毛毛囊、皮脂腺或睑板腺的一种急性化脓性炎症。前者称外麦粒肿，后者称内麦粒肿。

病症初起眼睑痒痛并作，患部睫毛毛囊根部皮肤红肿，形成硬结如麦粒，推之不动，睑缘水肿，继则红、肿、热、痛加剧，甚而拒按，轻则数日消散，较重者进一步发展，当化脓、溃破出脓后可自愈，但可复发。

本病中医又称"偷针眼"，其病因病机为内有脾胃蕴积热毒，外感风热邪毒而致热毒上攻，壅阻于眼睑皮肉经络而形成。

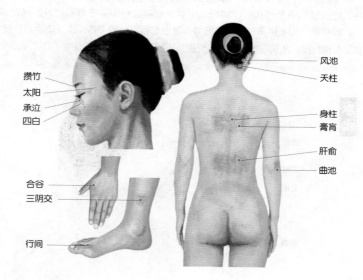

攒竹
太阳
承泣
四白

合谷
三阴交

行间

风池
天柱

身柱
膏肓
肝俞
曲池

## 刮拭方法

**方法**：采用直接刮法。

**工具**：采用水牛角刮痧板，介质采用红花油。

**手法**：采用泻法。

**操作**：

1. 在颈部风池、天柱，背部身柱、肝俞、上肢部曲池，手部合谷，下肢部三阴交均匀涂抹红花油后，用水牛角刮痧板反复进行刮拭，风池、天柱、身柱用角刮法，曲池、合谷、三阴交用斜刮法，肝俞用平刮法；

2. 用拇指揉法点揉头面部攒竹、太阳、承泣、四白、行间；

3. 放痧穴：耳尖穴附近有红点处，严格消毒后用小号三棱针挑刺放血。

---

**【医生的叮嘱】**

要注意眼部的卫生，防止继续发展。

---

## 鼻出血

鼻出血又称鼻衄。临床上鼻出血多从一侧发生，出血少的仅在鼻涕中带有血丝，多的可从一侧鼻孔流出，甚至从口中和另一侧鼻孔中同时流出。如失血过多，患者往往容易紧张，严重者可见面色苍白、出冷汗、脉搏快而弱、血压降低等休克症状。

本病可由局部外伤，如挖鼻孔、撞击等损伤引起，或因鼻中隔偏曲、鼻腔和鼻窦的炎症、肿瘤引起，或因全身性的原因，如由于高热和高血压引起。有的妇女在月经期容易出鼻血，称为"倒经"，与内分泌失调有关。还有些人是因气温高或空气干燥而致使鼻出血。

中医认为，过食辛燥、暴饮烈酒导致胃热炽盛，血随热涌而流为鼻衄；情志不遂，肝气郁结或暴怒伤肝使得肝火上逆，血随火行而溢于鼻窍；外感风热或燥热之邪，燥热循经而上壅鼻窍，热伤脉络，迫血妄行，血溢于鼻即造成流鼻血；饮食不节、忧思劳倦过度或久病不愈致使脾气受损，不能统血，血液外渗于鼻腔即形成流鼻血。

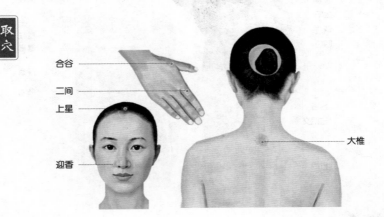

取穴

合谷
二间
上星
迎香
大椎

## 刮拭方法

**方法**：采用直接刮法。

**工具**：采用水牛角刮痧板，介质采用红花油。

**手法**：采用补法。

**操作**：

1. 在头部上星，颈部大椎均匀涂抹红花油后，用水牛角刮痧板反复进行刮拭，均用角刮法，以局部刮出出血点为度；

2. 用拇指揉法点揉面部的迎香及手部的合谷，以局部酸胀为度；

3. 放痧穴：二间。严格消毒后用小号三棱针进行点刺放血，以放出 3～5 滴血为度。

### 【医生的叮嘱】

患者少食辛辣之品，调情志。

# 牙痛 🔲

　　牙痛是多种牙齿疾病和牙周疾病常见症状之一，其特点表现为以牙痛为主，牙龈肿胀，咀嚼困难，口渴口臭，或时痛时止，腰膝酸软，便秘等。

　　中医认为牙痛的病因病机为风热邪毒留滞脉络或肾火循行上扰或肾阴不足，胃火炽盛而致。现代医学认为牙痛多为牙齿本身、牙周组织及牙周脓肿，牙周炎，牙髓炎，急性化脓性上颌窦炎等引起，此外神经系统疾病，如三叉神经痛及循环系统疾病，如心肌梗死可以牙痛为主诉。

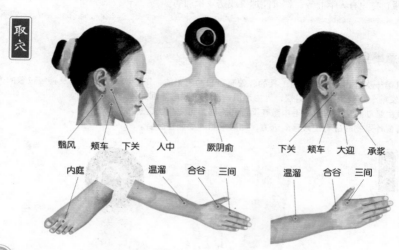

取穴

翳风　颊车　下关　人中　　厥阴俞　　　下关　颊车　大迎　承浆

内庭　　　　温溜　合谷　三间　　　温溜　　合谷　三间

## 刮拭方法

**方法**：采用直接刮法。

**工具**：采用水牛角刮痧板，介质采用红花油。

**手法**：采用泻法。

**操作**：

**上牙痛**：

1. 患者取坐位，在背部厥阴俞，上肢部温溜均匀地涂上红花油，用水牛角刮痧板直接接触患者皮肤，反复进行刮拭，至皮下呈现痧痕为止；

2. 用拇指揉法点揉手部合谷、三间，面部人中、下关、翳风、颊车、内庭；

3. 放痧穴：面部颊车及足部内庭，严格消

毒后用小号三棱针进行点刺放血。

**下牙痛**：

4. 患者取坐位，在足部温溜、合谷、三间均匀地涂上红花油，用水牛角刮痧板直接接触患者皮肤，反复进行刮拭，至皮下呈现痧痕为止；

5. 用拇指揉法点揉面部下关、颊车、大迎、承浆。

### 【医生的叮嘱】

　　患者少食辛辣之品，适寒热，调情志。

# 晕动病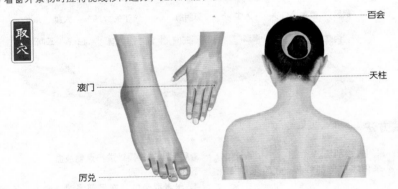

晕动病主要是指有些人在乘坐车、船、飞机时出现的自主神经紊乱症状，俗称晕车、晕船、晕机。

晕动症表现为眩晕、恶心、呕吐等症状，常伴有头痛、烦闷、面色苍白、出冷汗及不同程度的眼球震颤等。

本病的发生是由于车、船、飞机等不规则的颠簸晃动，使身体震荡，体内的平衡感受器官受到影响，内耳前庭神经的功能暂时失常。其次与视觉、嗅觉异常等因素也有关联。另外，过度疲劳、饥饿、过饱、精神紧张、周围环境湿闷、空气污浊、身边有人呕吐等，都可能加重或诱发晕动病。

## 注意事项

1. 凡第一次外出旅行乘交通工具的、曾有过晕动病史的、第一次漂洋过海的及神经过敏的人，在出发前一定要保持心情愉快，因为恐惧、悲伤、焦虑等都是晕动病的诱因。

2. 发生晕动病后，可用冷毛巾敷在面部和胸部，可使症状缓解。

3. 看窗外景物时应将视线移向远方，如果乘船，要调整卧姿。

**取穴**

液门

厉兑

百会

天柱

## 刮拭方法

**方法：** 采用直接刮法。

**工具：** 采用水牛角刮痧板，介质采用红花油。

**手法：** 采用补法。

**操作：**

1. 在头部百会处均匀涂抹红花油后，用水牛角刮痧板进行反复刮拭，用角刮法，以刮出出血点为度；

2. 在手部的液门、足部的厉兑和颈部的天柱用拇指揉法，以局部酸胀为度；

3. 放痧穴：面部人中及下肢部足三里。严格消毒后用小号三棱针进行点刺，以放出3~5滴血为度。

### 【医生的叮嘱】

术前要禁食，术后平卧30分钟。

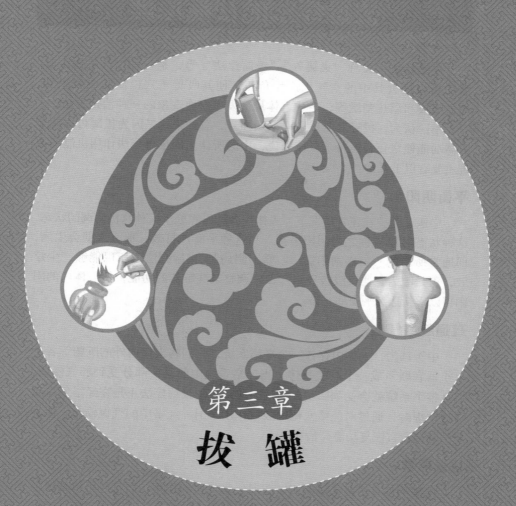

# 第三章

# 拔罐

# 拔罐疗法的祛病原理

拔罐疗法，又称"火罐气""吸筒疗法"等，是一种以杯罐做工具，借助热力排去其中的空气以产生负压，使其吸着于穴位皮肤或者患处，通过吸拔和温热刺激等，造成人体局部发生瘀血现象的一种治疗方法。

中医认为，拔罐之所以可以祛病强身，总的来说是因为拔罐可以调节人体功能使之正常运行。具体来说，中医所认为的拔罐疗法作用机制的原理主要有以下几种：

## 平衡阴阳

中医认为，在正常情况下，人体内各种组织处于一种有机协调的状态，这种状态可以被称之为阴阳平衡。当这种平衡被打破，那么人就会生病，即通常所说的"阴盛则阳病，阳盛则阴病"。拔罐疗法之所以能够产生疗效，正是因为它通过吸拔经络穴位来调整某些脏器的功能，使人体内的阴阳得以重新达到平衡的状态。

## 疏通经络气血

中医认为，人体内存在一个经络系统，它们将人体内外的脏腑等各个组织器官联系成一个有机整体，当经络系统中的某一部分受到邪气侵袭，那么整个系统就会受到影响，疾病因此产生。拔罐疗法正是在经络气血凝滞或空虚时，通过对经络穴位的吸拔作用来引导经络中的气血输布，使衰弱的脏腑器官恢复功能，治愈疾病。

## 祛湿散寒

拔罐不仅有平衡人体阴阳、疏通经络气血的作用，而且还可以祛风散寒、除湿止痛。其作用原理是利用拔罐的吸力，将充斥在身体表面、经络穴位甚至是身体组织器官内部的风寒、瘀血、痰湿、脓血、热毒等外邪吸拔出来，这样，有关的疾病自然就会痊愈。

## 拔毒排脓

如果人体内部毒气郁结、恶血瘀滞，那么在其未化脓时施以拔罐疗法，就可将毒血吸出，使气血疏通、消散瘀阻。在其化脓时施以拔罐疗法，则可拔毒排脓，使病症迅速减轻。

# 拔罐的注意事项

## 适应证

拔罐疗法的适应证非常广泛，现仅列出最常见的适应证如下：

| | | |
|---|---|---|
| 1 | 内科疾病 | 如急性胃炎、慢性胃炎、急性胃肠炎、慢性胃肠炎、胃及十二指肠溃疡、消化不良、胆囊炎、胰腺炎、急性气管炎、慢性气管炎、支气管哮喘、偏头痛、三叉神经痛、神经衰弱、眩晕症、坐骨神经痛、肋间神经痛、面神经麻痹、急性或慢性尿路感染、肾炎等病症 |
| 2 | 外科疾病 | 如慢性阑尾炎、急性乳腺炎、慢性乳腺炎、急性膀胱炎、睾丸炎、前列腺炎、尿潴留、软组织损伤、风湿性关节炎、退行性关节炎、急或慢性腰扭伤、腰肌劳损、肩关节周围炎、急或慢性淋巴结炎、落枕、颈椎病、骨质增生、跌打损伤、遗尿症等病症 |
| 3 | 妇产科疾病 | 如痛经、闭经、月经不调、急性盆腔炎、慢性盆腔炎、卵巢炎、输卵管炎、子宫内膜炎、阴道炎、外阴炎、子宫脱垂、妊娠呕吐、产后子宫收缩不佳、更年期综合征等病症 |
| 4 | 小儿科疾病 | 如消化不良、寒性腹泻、伤食、气管炎和支气管炎、肺炎、遗尿症、夜尿症、腮腺炎、百日咳、猩红热等疾病 |
| 5 | 五官科疾病 | 如慢性结膜炎、急性或慢性麦粒肿、慢性巩膜炎、慢性视网膜脉络膜炎、各种急性或慢性鼻炎、急性或慢性副鼻窦炎、急性或慢性扁桃体炎、急性或慢性咽喉炎等病症 |
| 6 | 皮肤科疾病 | 如神经性皮炎、外阴瘙痒症、皮肤瘙痒症、阴囊瘙痒症、阴囊炎、银屑病（牛皮癣）等病症 |
| 7 | 传染科疾病 | 如慢性细菌性痢疾、慢性肝炎、流行性腮腺炎、肺结核、胸膜炎、流行性感冒等病症 |

## 禁忌证

拔罐疗法无绝对禁忌证，但有一些情况是不适宜运用拔罐疗法的。

1. 患者发狂、烦躁不安，或者全身剧烈抽搐、癫痫正在发作的患者，不宜拔罐治疗。

2. 患者精神失常、精神病发作期，不适宜施用拔罐疗法。

3. 久病体弱致全身极度消瘦、皮肤失去弹性者，不适宜施用拔罐疗法。

4. 患者平时容易出血、患有出血性疾病，如过敏性紫癜、血小板减少性紫癜、白血病、血友病、血管脆性试验阳性者，不适宜施用拔罐疗法，以免造成出血不止。

5. 患有广泛的皮肤病，或者皮肤有严重过敏者，不适宜拔罐治疗其他疾病。

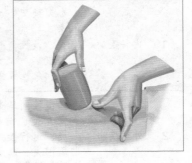

6. 患者患有恶性肿瘤，不管有什么样的适合拔罐疗法治疗的疾病，也不能施用拔罐疗法，以免促进肿瘤播散和转移。

7. 怀孕期间妇女的下腹部、乳头部不能施用拔罐疗法。

8. 患者患有心脏病出现心力衰竭者，患肾脏病出现肾功能衰竭者，患有肝脏病出现肝硬化腹水者，全身有浮肿者，不适宜施用拔罐疗法。

9. 在需要拔罐治疗的局部有皮肤病者，局部皮肤的毛发太多、皮肤太细嫩、皮肤有皱褶的患者，不适宜施用拔罐疗法。

## 特别提醒

晕罐是拔罐治疗中产生的一种特殊情况，和晕针有相似的地方，常常在拔罐的过程中发生，在起罐后发作。虽然不多见，但不可不防。这里要特别注意：在拔罐过程中，患者如果有晕罐现象，应立即起罐，及时做妥善处理。

1. 晕罐症状：头晕目眩，面色苍白，恶心欲吐，呼吸急促，心慌心悸，四肢发凉，伴有冷汗，脉沉细、血压下降；严重者口唇、指甲青紫，神志不清，仆倒在地，大小便失禁，脉搏微弱。

2. 晕罐原因：拔罐时空腹或者大汗之后过度疲劳；心情过于紧张；体质虚弱；拔罐手法过重，时间过长。

3. 晕罐处理：要患者平卧，并注意保暖。症状轻者服温开水或糖水即可迅速缓和，并恢复正常，重者应立即采取其他急救措施。

4. 晕罐预防：施术者应注意观察和询问患者，如果患者大饥大渴，应该让其进食，稍稍休息后再做治疗；神情紧张者应先做解释，消除其顾虑和恐惧心理，不可勉强；拔罐过程中一旦发现患者出现不适，应立即起罐并做妥善处理。

# 拔罐治疗 24 种常见病

## 便秘

便秘是指便秘患者每周排便少于 3 次，或排便常感困难。便秘从病因上可分为功能性便秘和器质性便秘。便秘的患者应及早去医院查明便秘的原因，切忌滥用泻药。

便秘是临床常见的复杂症状，而不是一种疾病，主要是指排便次数减少、粪便量减少、粪便干结、排便费力等，常伴有腹痛、腹胀、食欲差、恶心、口苦、失眠等症状。

### 注意事项

1. 饮食适量，起居有常，养成定时排便习惯。
2. 多喝开水，多吃蔬菜、水果等富含纤维素的食物。
3. 忌食辛辣刺激性食物。

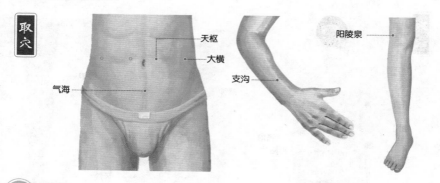

取穴

天枢
大横
气海
支沟
阳陵泉

### 拔罐方法

取仰卧位，用口径2.5~3厘米的任何一种罐吸拔气海、天枢、大横、支沟、阳陵泉等穴位均可，用泻法，重吸拔，吸拔15分钟。每天1次，15次为1个疗程，间休1周再行下一个疗程。

【医生的叮嘱】

1. 施术时患者要消除紧张心理。
2. 要养成良好的排便习惯，注意饮食调节。
3. 患者平时多做促进肠管蠕动的下腹部运动。
4. 服用润滑性、稀酸性、刺激性泻剂。

# 坐骨神经痛 🏥

坐骨神经痛是指由各种不同病因引起的沿坐骨神经通路及其分布区发生疼痛的一个综合病征。一般情况下可分为原发性坐骨神经痛和继发性坐骨神经痛。

原发性坐骨神经痛又称原发性坐骨神经炎，多与感染有关，有的同时伴发肌炎。

继发性坐骨神经痛是由于坐骨神经走行周围组织的各种病的刺激、压迫或损伤坐骨神经引起的，根据病因及病变部位的不同，可产生不同的疼痛症状，故继发性坐骨神经痛可分为根性坐骨神经痛、干性坐骨神经痛和丛性坐骨神经痛三种。在临床上，绝大多数为根性和干性坐骨神经痛，而原发性坐骨神经痛和丛性坐骨神经痛较少见。

坐骨神经痛以单侧为多见，好发于中年人。沿坐骨神经通路，即腰、臀、大腿后外侧、足背等处发生放散性、烧灼样或刀割样疼痛，每当咳嗽、打喷嚏或用力时，疼痛加剧。沿坐骨神经通路常有压痛点，按压压痛点可使疼痛加重，并沿坐骨神经走向放散，比较常见的压痛点位于环跳、大肠俞、委中、承山、昆仑等穴位附近。

本病多由受寒、过劳及外伤引起。

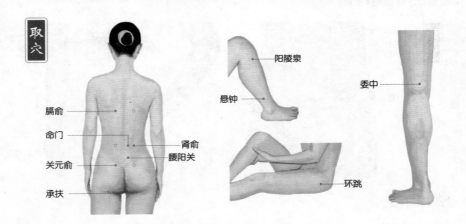

取穴

膈俞
命门
关元俞
承扶
肾俞
腰阳关

阳陵泉
悬钟
环跳

委中

## 拔罐方法

患者取俯卧位，选口径2.5~4厘米的罐子重吸拔，先针灸得气后再拔罐，留罐15分钟。每天吸拔1次，15次为1个疗程，间休1周再行下一个疗程，选任何一种罐子都可。

### 【医生的叮嘱】

1. 先治疗原发病，后治疗疼痛。
2. 牵引、理疗、按摩、药物、手术治疗都应根据患者具体病情而定。

# 神经衰弱

神经衰弱是神经症中最常见的一种，多由于长期的思想矛盾或精神负担过重，劳逸结合处理不当造成。神经衰弱的症状表现繁多，主要表现是精神疲劳、神经过敏、失眠、疑病、焦虑和忧郁。

在神经衰弱的门诊患者中，女性患者明显多于男性患者。这除了受女性本身独具的生理因素影响外，还与文化教育、传统的伦理道德教育有关。在这种环境下，女性性格往往趋于内向，情感更为丰富，对情感的体验也更为细腻、敏锐，这些都成为女性的易感因素。如不及时治疗，不仅严重地影响学习、工作，也会给家庭增加负担，使患者有自责感，从而形成病理的恶性循环。

神经衰弱者多是因为超负荷的体力或脑力劳动引起大脑皮层兴奋和抑制功能紊乱而引起的。长期的心理矛盾和冲突自身不能调节，也容易导致神经衰弱，如家庭变故、精神空虚、工作不顺利等。中医认为此病与情志内伤、劳神过度、气血不足等有关。

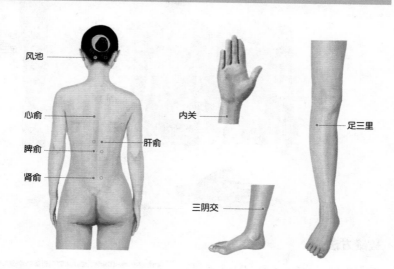

风池
心俞
脾俞
肾俞
肝俞
内关
足三里
三阴交

## 拔罐方法

选用口径2.5～4厘米的罐子，先针灸得气后再拔罐，补法，每穴留罐5分钟。每天1次，15天为1个疗程，间休1周再行下一个疗程，直至痊愈。腰背部穴位选俯卧位，四肢穴位选坐位或仰卧位，两膝关节屈曲位拔罐。

### 【医生的叮嘱】

心理医疗、药物治疗、理疗与体疗相结合。

# 性功能失调

男性性功能失调主要有阳痿和早泄。前者属性兴奋抑制，后者为性高潮抑制。由于精神因素、身心疲劳，发生失眠、头晕、健忘、疲乏无力，而进一步导致本症，在临床上并不少见。有的只是对性知识缺乏正确认识和理解，有的则可能存在血管、神经、内分泌和精神障碍。

女性性功能失调常见的有：性欲抑制、性厌恶、性欲高潮功能障碍、阴道痉挛。多数由于精神因素引起，但也有一部分是器质性疾病所致。女性性功能失调也是比较常见的现象，该病不仅影响夫妻性生活质量，还会引起不孕。

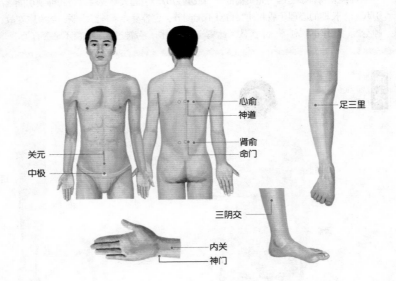

## 拔罐方法

1. 阴虚火旺选心俞、肾俞、身柱为第1组；中极、神道、内关、足三里为第2组。第1天拔第1组，第2天拔第2组，轮流吸拔。
2. 心脾两虚选关元、命门、肾俞、三阴交、神门。

对性功能失调都用补法拔罐，先针灸得气后，再选口径1.5～3厘米的任何一种罐子吸拔，留罐5分钟。每天1次，15次为1个疗程，间休1周再行下一个疗程。腹部穴位选仰卧位，腰骶部穴位选俯卧位，四肢穴位视情况选卧位或坐位，以患者舒适为准。

### 【医生的叮嘱】

1. 可进行心理医疗、暗示医疗、药物治疗综合治疗。
2. 平时要加强体质锻炼。
3. 生活要有规律，注意劳逸结合。

# 偏头痛

偏头痛是一种以单侧为主的反复发作性的血管性头痛，是临床上常见的头痛之一。可有视幻觉、偏盲等脑功能短暂障碍的先兆，发作时有疲乏、哈欠、眼前闪光等先兆；继之头呈搏动钻痛、钝痛、刺痛，痛多在额颞部、额眶部或整个头部；剧烈疼痛时伴有恶心呕吐；每次发作时持续几十分钟乃至 1～2 天。常常在呕吐过后或充分睡眠后缓解，间歇期完全正常。

本病患病率占人口 1% 以上，女多于男。首次发病于成人早期或青年时期，亦可在儿童期发病，多为单侧，也可双侧，发作频率一年数次至每月数次不等，其表现可分典型偏头痛、普通偏头痛和特殊类型三种。

本症病因尚未完全明了，可能的原因有遗传因素、血小板和生化因素、内分泌因素、饮食因素、情绪紧张及气候变化等。上述因素通过影响脑血管，引起血管舒缩功能障碍而导致本病发生。

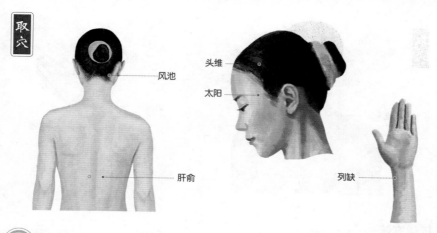

取穴

风池
头维
太阳
肝俞
列缺

## 拔罐方法

令患者坐位，先针灸风池、肝俞、太阳、头维、列缺，得气后再选口径1.5～2厘米的任何一种罐，泻法重拔，头维穴不拔，留罐10分钟。每天1次，10次为1个疗程，间休1周，视病情再行下一个疗程。

【医生的叮嘱】

1. 注意个人的心理锻炼。

2. 生活要有规律。

3. 可应用镇静药物及对抗5羟色胺的药物。

4. 拔罐、针灸、按摩可综合进行，以尽快祛除病因。

# 流行性感冒

流行性感冒是由流行性感冒病毒引起的急性呼吸道传染病，简称流感。

流行性感冒起病急骤，畏寒、发热，体温在数小时至24小时内升达39～40℃，甚至还有可能更高。伴头痛，全身酸痛，乏力，食欲减退等症状。呼吸道症状较轻，咽干喉痛，干咳，可有腹泻，颜面潮红，眼结膜外眦充血，咽部充血，软腭上有滤泡。严重时会引起肺炎及其他并发症，可以致命。

流感的最主要特点是流行，可引起区域性、全国性，甚至世界性的大流行。流感是由流行性感冒病毒引起的，病原体为甲、乙、丙三种类型的流行性感冒病毒，通过飞沫传播。

由于流行性感冒病毒非常容易发生变异，因此每一年发生的流感的病毒株，或病毒血清型往往是不同的，一般三年一个流行高峰，患者多，全身症状严重，影响健康和劳动能力。

取穴

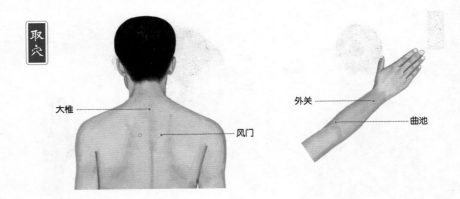

大椎
风门
外关
曲池

## 拔罐方法

拔罐疗法以祛风散寒、清热宣肺为主，具体拔罐操作如下：

患者取坐位，用闪火法在双侧曲池穴、双侧外关穴、大椎穴、双侧风门穴拔罐15分钟，隔日1次，10天为一个疗程。

### 【医生的叮嘱】

1. 对患者进行常规隔离，并注意让其卧床休息，多饮水，给予流质或半流质饮食。

2. 患者要勤漱口、刷牙，以保持口腔清洁。

3. 对症治疗高热，可用物理降温、补液或解热镇痛剂。

4. 对患者进行抗病毒治疗。

# 腰椎间盘突出症

腰椎间盘突出症又称腰椎间盘纤维环破裂髓核突出症，"腰突症"是腰椎间盘突出症的简称。本病临床上好发于腰 4~5 椎椎间隙，20~40 岁的青壮年，常见于劳动强度大、长期伏案工作的人群。腰椎间盘突出症是指由于腰椎间盘退行性改变后弹性下降而膨出或外伤作用下椎间盘纤维环破裂髓核突出，刺激或压迫神经根、脊髓而引起的以腰腿痛为主要表现的临床症候群。中医认为本病主要因肝肾亏损，外伤瘀血滞阻，外感风寒湿邪等所致。

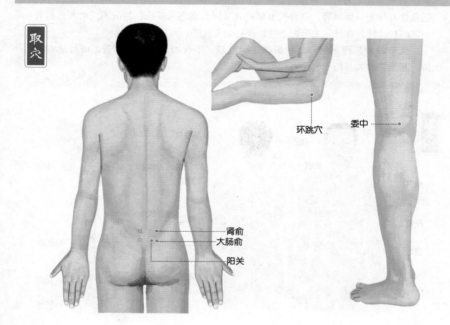

取穴

环跳穴

委中

肾俞
大肠俞
阳关

## 拔罐方法

先俯卧位选准痛侧肾俞、阳关、大肠俞、委中、承山进行针刺、泻法，得气后再选口径3.5厘米的任何一种罐子重吸拔，留罐10分钟。然后侧卧位，疼痛侧在上。选准环跳穴针刺，得气后再用口径3.5厘米的任何一种罐子吸拔，留罐10分钟。每天1次，15次为1个疗程，间休1周再行下一个疗程。

【医生的叮嘱】

1. 注意患者腰部要施行固定牵引。
2. 治疗期间卧硬板床。
3. 注意腰部保暖。
4. 严重者或保守治疗不愈者介入手术治疗

# 关节痛

关节痛是指自觉关节疼痛的症状，是人们日常生活中常见的症状。本病多见于中青年，发病较缓，常见于多关节痛，一个关节痛者少见，膝与髋关节易发病，无红肿及畸形，仅有疼痛，活动不便，行走、劳累、受凉、受湿后加重，血象正常。

关节痛的原因是多方面的，环境中的风寒湿潮，劳累，全身发热性疾病，某些系统病如神经、内分泌、肿瘤都可以引起症状性关节痛，但这种疼痛关节不具有特异性病理变化。另外一种是源自关节病变的疼痛，如类风湿性关节炎、骨关节炎、强直性脊柱炎、痛风等，这种关节痛症状又因其病理和发病机制的不同而各自具有一定的规律性，并且除关节痛外往往伴有关节肿胀。

关节痛如果得不到及时诊断和正确处理，不仅增加患者的痛苦，而且延误病情，甚至造成关节畸形、强直和丧失劳动能力。

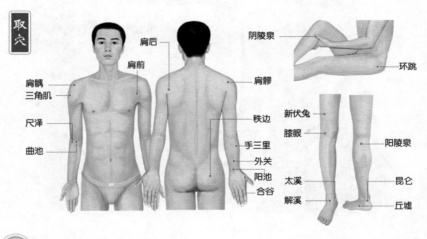

## 拔罐方法

（1）肩关节痛：患者取坐位，选准肩髃、肩髎、三角肌、肩前和肩后穴位，先针刺得气后，再选口径2厘米的任何一种罐子吸拔，泻法重拔，留罐10分钟。每天一次，15次为1个疗程，间休1周，再行下一个疗程。

（2）肘关节痛：患者取仰卧位或坐位，选准曲池、尺泽、手三里，先针刺得气后再选口径2厘米的任何一种罐子吸拔，泻法重拔，留罐10分钟。每天1次，15次为1个疗程，间休1周后再行下一个疗程。

（3）腕关节痛：患者取坐位，选准阳池、外关、合谷穴，先针刺得气后，再选口径2厘米的任何一种罐子吸拔，泻法重拔，留罐10分钟。每天1次，15次为1个疗程，间休1周后再行下一个疗程。

（4）髋关节痛：患者先取仰卧位，选准新伏兔，先针刺得气后，再选口径4厘米的任何一种罐子重吸拔，留罐10分钟。然后取卧位，选准秩边穴，先针刺得气后再选口径4厘米的任何一种罐子重吸拔。然后再取侧卧位，痛侧在上，选准环跳穴先针刺得气后，再选口径4厘米的任何一种罐子重吸拔，均留罐10分钟。每天1次，15次为1个疗程，间休1周再行下一个疗程。

（5）膝关节痛：患者取仰卧位，选准新伏兔、阳陵泉、膝眼穴，先针刺得气后，再选口径1.5～2.5厘米的任何一种罐子重吸拔，留罐10分钟。每天1次，15次为1个疗程，间休1周再行下一个疗程。

（6）踝关节痛：患者取坐位，两手抱膝，后背靠床头，选准中封、太溪、解溪、丘墟、昆仑穴，先针刺得气后，选口径1～1.5厘米的任何一种罐子，最好用竹罐重吸拔，留罐10分钟。每天1次，15次为1个疗程，间休1周后再行下一个疗程。

【医生的叮嘱】

1. 注意关节保暖及关节功能训练。
2. 也可进行按摩治疗、封闭及舒筋活血止痛药物治疗。

# 泌尿系结石

泌尿系结石是最常见的泌尿外科疾病之一，临床上发病男性多于女性。肾结石、输尿管结石被称为上尿路结石，膀胱结石、尿道结石称为下尿路结石。临床症状有尿急、尿频、尿痛、排尿困难、腰腹绞痛、血尿及尿道分泌物，甚至发热、寒战等。

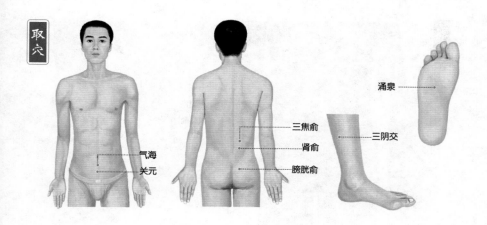

取穴

涌泉

三焦俞
肾俞
膀胱俞

三阴交

气海
关元

### 拔罐方法

让患者仰卧位，先针刺气海、关元、三阴交，得气后再选任何一种罐子吸拔，重刺激，泻法，强力拔，留罐10分钟。然后再俯卧位针刺肾俞、三焦俞、膀胱俞和涌泉，得气后再拔罐，留罐10分钟。每天1次，15次为1个疗程，间休1周后再行下一个疗程。罐子的口径根据穴位的解剖情况，选2～4厘米即可。

【 医生的叮嘱 】

1. 对患者进行解痉止痛，控制感染。
2. 进行排石治疗，由于结石梗阻尿路可施行手术治疗。
3. 术前要多饮水，术后要引导患者做向上跳跃运动。

# 急性腰扭伤

急性腰扭伤，俗称"闪腰""岔气"，是腰部肌肉、筋膜、韧带等软组织因外力作用突然受到过度牵拉而引起的急性撕裂伤。多数发生在20～30岁男性体力劳动者身上，若不及时治疗可转成慢性腰痛。

患者伤后立即出现腰部疼痛，呈持续性剧痛，次日可因局部出血、肿胀导致腰痛更为严重；也有的只是轻微扭转一下腰部，当时并无明显痛感，但休息后次日感到腰部疼痛。表现为：腰部活动受限，不能挺直，俯、仰、扭转感困难，咳嗽、打喷嚏、大小便时可使疼痛加剧，站立时往往需用手扶住腰部，坐位时需用双手撑于椅子，以减轻疼痛。

本病常发生于搬抬重物、腰部肌肉强力收缩时。

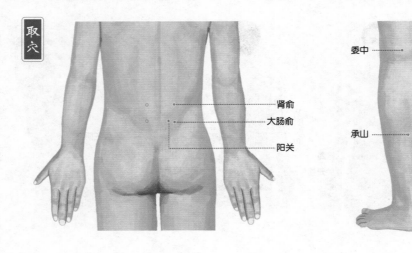

取穴

委中

肾俞
大肠俞
阳关

承山

## 拔罐方法

患者俯卧位，先针刺肾俞、阳关、大肠俞、委中、承山，得气后再选口径3厘米的任何一种罐子泻法重拔，留罐10分钟。每天1次，直至痊愈。

### 【医生的叮嘱】

1. 患者注意多卧床休息。
2. 可用舒筋活血止痛药物治疗。

# 落枕 ➕

落枕是一种常见病，是急性单纯性颈部强痛、颈部歪斜、不能转侧。本病好发于青壮年，以冬春季多见。轻者4~5天便可痊愈，重者疼痛严重可延至数周不愈。如果落枕频繁发作，则有患颈椎病的可能。

落枕多在睡前无任何症状，在晨起时感到一侧颈项强直酸痛，不能转侧或俯仰，颈部活动受限，活动时患侧疼痛加剧，压痛明显，表面看来没有红肿，局部热敷后疼痛减轻。症状较轻的患者一般不治而愈，但如果情况严重，疼痛还会向头部和上肢放射，且延续几周才能痊愈。

取穴

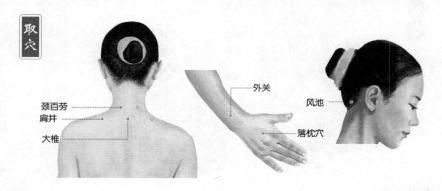

颈百劳
肩井
大椎
外关
风池
落枕穴

## 拔罐方法

患者取坐位，选准双风池、颈百劳、大椎、双肩井、双外关、双落枕穴进行针刺，得气后再选口径1~2厘米的任何一种罐子轻拔，留罐5分钟。每天1次，一般2~3天可痊愈。

### 【医生的叮嘱】

1. 注意睡眠姿势，枕头要轻、软，高低适合。
2. 平时多加强颈部肌肉的训练。
3. 理疗、按摩、针灸、牵引均可治疗。

# 更年期综合征

更年期综合征是由雌激素水平下降而引起的一系列症状。女性更年期通常发生在45~50岁开始停经的这段时间。更年期综合征只是绝经期妇女诸多问题中的一种，是指以自主神经紊乱和内分泌失调而引发的一组症候群。

更年期综合征主要临床表现为绝经，即月经永久停止，它标志着卵巢功能减退，生育能力消失，同时伴随烦躁易怒、头晕、失眠、心悸、多汗、血压升高、阵发性面部潮红等一系列症状。

## 注意事项

1. 保持乐观情绪，克服内向、拘谨、抑郁、多虑等不利心理因素，减少发病率。
2. 注意合理的营养结构，多吃新鲜蔬菜及含维生素丰富的食物。
3. 经常进行体育锻炼，平时注意劳逸结合。
4. 注意清洁卫生，保持外阴清洁，勤洗外阴，勤洗内裤。
5. 在医生指导下使用性激素类药物。
6. 维持适度的性生活，有利于心理、生理健康。

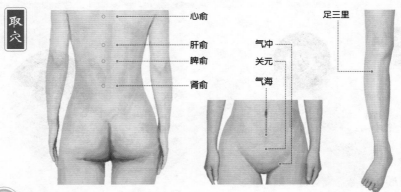

取穴：心俞 肝俞 脾俞 肾俞 气冲 关元 气海 足三里

## 拔罐方法

第一天选第一组穴位。患者俯卧，取口径3厘米的玻璃罐，用闪火法在双侧心俞、双侧肝俞、双侧脾俞、双侧肾俞拔罐20分钟。

第二天选第二组穴位。患者仰卧，取口径3厘米的玻璃罐，用闪火法在气海穴、双侧气冲穴、双侧足三里穴拔罐20分钟。

以上每天1次，每次1组，两组交替进行，15天为一个疗程，休息1周后，可进行下一个疗程。

### 【医生的叮嘱】

1. 此病药物治疗不显著，可采取拔罐疗法，效果较好。
2. 治法以调冲任，调脏腑气血为主。

# 前列腺病

前列腺病是指前列腺特异性和非特异性感染所致的急慢性炎症引起的全身或局部症状，可伴有尿频、尿急、尿痛、余尿不尽、尿道口有乳白色分泌物等症状。

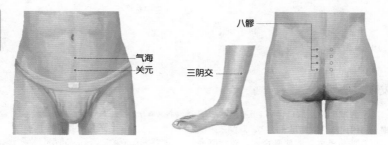

取穴

气海
关元
八髎
三阴交

## 拔罐方法

患者先仰卧位，选准气海、关元、三阴交进行针刺，重刺激、得气后再选口径3厘米的任何一种罐子重吸拔，留罐15分钟。每日1次，15次为1个疗程，间休1周再行下一个疗程。腹部及四肢拔完后，再取俯卧位，先针刺得气后再选口径1厘米的任何一种罐子吸拔双侧上次中下八髎穴，吸拔方法同上。

【医生的叮嘱】

可同时进行消炎、理疗、热水坐浴、前列腺按摩、拔罐疗法。

# 斑秃 

斑秃俗称"咬发癣""鬼剃头"，为头部局限性斑状脱发，多见于青壮年。

斑秃的表现为头部突然出现圆形或椭圆形斑状脱发，患处头皮光滑发亮，周缘毛发松动易脱，个别患者头发可全部脱光，叫全秃。严重时眉毛、胡须、腋毛、阴毛也完全脱落，毳毛也可脱落，称普秃。本病可自愈，恢复期的新发常纤细而柔软，呈淡黄或灰白色，日久变粗黑，最后恢复正常。

斑秃通常是由于精神压力过大导致的，也与内分泌、免疫失调、感染等因素有关。中医辨证为由于患者情志抑郁，肝气郁结，过分劳累，导致气滞血瘀，毛发失养所致。一般来说，恢复过程多是先有细小、柔软、白色的毛发生长出，有时可随长随脱，渐渐变粗变黑恢复正常。

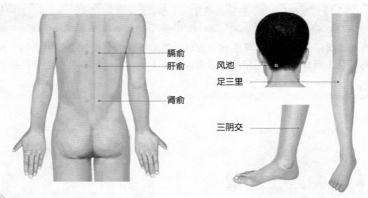

膈俞
肝俞
肾俞

风池
足三里

三阴交

### 拔罐方法

　　患者取坐位，取口径为1.5厘米的玻璃罐，用闪火法在双侧足三里穴、双侧三阴交穴、双侧风池穴、双侧膈俞穴、双侧肝俞穴、双侧肾俞穴拔罐20分钟。隔日1次，30天为一个疗程，休息1周后，可进行第二个疗程。

**【医生的叮嘱】**

　　治疗上以祛风、补益肝肾、行气活血为主。

## 痛经

　　痛经是女性月经期的常见症状，又称经行腹痛，是指女性在经期前后或行经期间发生的周期性下腹疼痛或痛引腰骶。症状为经期前后或行经期间出现下腹部疼挛性疼痛，一般持续12~24小时，严重者甚至伴随腰部酸痛、头晕头痛、恶心、呕吐、面色苍白、冷汗淋漓、四肢发冷等症状。

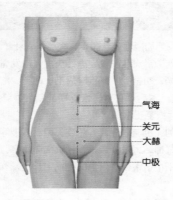

气海
关元
大赫
中极

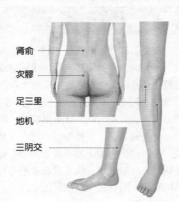

肾俞
次髎
足三里
地机
三阴交

## 拔罐方法

实证：患者仰卧，取口径3厘米的玻璃罐，用闪火法在气海穴、中极穴、双侧地机穴拔罐15分钟，再令患者俯卧，同前法在双侧次髎穴拔罐。每日一次，15次为一个疗程。

虚证：患者仰卧，取口径3厘米的玻璃罐，用闪火法在关元穴、双侧大赫穴、双侧足三里穴、双侧三阴交穴拔罐10分钟，再令患者俯卧，同前法在双侧肾俞穴拔罐。每天1次，15次为一个疗程。

【医生的叮嘱】

首先辨清是功能性还是器质性痛经，功能性痛经拔罐效果显著，基本上可以痊愈；器质性痛经要及时进行手术、抗炎等对症治疗，一般拔罐效果不佳。

# 闭经 ✚

闭经只是一种妇科病的症状，但是如果是由原发疾病导致的闭经则不容忽视，如生殖系发育不全、肿瘤、畸形等。

取穴

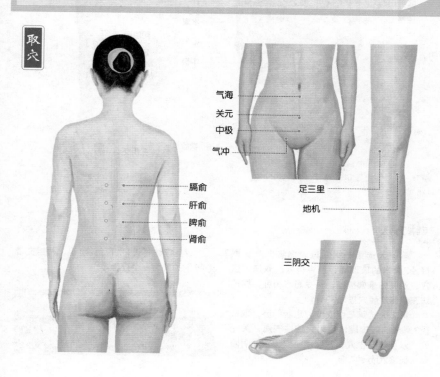

膈俞
肝俞
脾俞
肾俞

气海
关元
中极
气冲

足三里

地机

三阴交

## 拔罐方法

实证：患者仰卧，取口径3厘米的陶罐，用闪火法在关元穴、中极穴、双气冲穴、双侧地机穴、双侧三阴交穴拔罐15分钟。每天1次，10次为1个疗程。

虚证：患者仰卧，取口径3厘米的陶罐，用闪火法在气海穴、关元穴、双侧足三里穴、双侧三阴交穴拔10分钟，再令患者俯卧，同前法在双侧膈俞、肝俞、脾俞、肾俞拔罐。

**【医生的叮嘱】**

实证治疗以行气活血、温经通脉、祛邪行滞为主。虚证治疗以调理冲任、健脾和胃、补益肝肾为主。

# 慢性盆腔炎

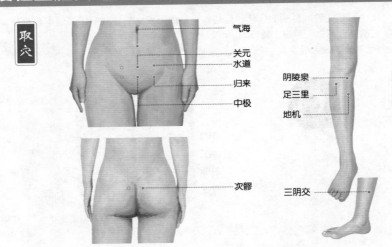

取穴

气海
关元
水道
归来
中极

阴陵泉
足三里
地机

次髎

三阴交

## 拔罐方法

第一天选第一组穴位。患者仰卧，取口径3厘米的玻璃罐，在中极穴、双侧水道穴、双侧归来穴拔罐，再令患者俯卧，同前法在双侧次髎穴拔罐20分钟。

第二天选第二组穴位。患者仰卧，取口径3厘米的玻璃罐，用闪火法在气海、关元穴、双侧足三里穴、双侧地机穴、双侧阴陵泉穴拔罐20分钟。

以上疗法每天1次，每次1组，两组交替进行，30天为一个疗程。

**【医生的叮嘱】**

可采取手术及药物治疗，但也可用拔罐疗法。

# 缺乳 ✚

　　产妇在哺乳期内，乳汁甚少或全无，称为"缺乳"，亦称"乳汁不行"或"乳汁不足"。产后缺乳通常表现为产生乳少，甚或全无，乳汁清稀，乳房柔软，无胀满感，神倦食少等，或者表现为产后乳汁涩少，浓稠，或乳汁不下，乳房胀硬疼痛，情绪抑郁，食欲不振等。

　　乳汁过少可能由乳腺发育较差，产后出血过多或情绪欠佳等因素引起，感染、腹泻、便溏等也可使乳汁缺少，或因乳汁不能畅流所致。

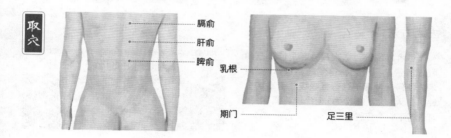

取穴　膈俞　肝俞　脾俞　乳根　期门　足三里

## 拔罐方法

　　实证：患者仰卧，取口径1.5厘米的玻璃罐，用闪火法在双侧乳根穴拔罐15分钟，再令患者俯卧，同前法在双侧肝俞穴拔罐。每天1次，15次为一个疗程。

　　虚证：患者仰卧，取口径1.5厘米的玻璃罐，用闪火法在双侧乳根穴、双侧足三里穴拔罐15分钟，再令患者俯卧，同前法在双侧脾俞穴、双侧膈俞穴拔罐15分钟。每日1次，15次为一个疗程。

### 【医生的叮嘱】

　　1. 患者要注意调节情绪，解除恼怒思虑。
　　2. 注意多喝汤水，多吃易消化、有营养的食物。

# 肩周炎 ✚

　　肩周炎也称肩关节周围炎、五十肩、冻结肩等，是肩部关节囊和关节周围软组织的一种退行性、炎症性慢性疾患，主要临床表现为患肢肩关节疼痛，昼轻夜重，活动受限，日久肩关节（甚至患侧上肢）肌肉可出现萎缩。

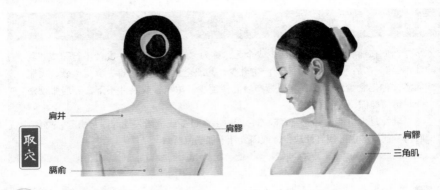

取穴

肩井 ————— ————— 肩髎
膈俞 —————

肩髎
三角肌

## 拔罐方法

患者取坐位，选准肩井、肩髎、三角肌、肩髎进行针刺，得气后再选口径3厘米的任何一种罐子进行重吸拔，留罐10分钟。每天1次，15次为1个疗程，间休1周可进行下一个疗程。

### 【医生的叮嘱】

1. 治疗的重点是舒筋活络止痛。
2. 可同时进行理疗、按摩、封闭、针灸、训练运动、拔罐、中药熏蒸等。

# 慢性腰痛

没有明显外伤史的腰部慢性软组织损伤，统称为腰部劳损，又称慢性腰痛。慢性腰痛病的类型很多，大致有韧带劳损、筋膜劳损、腰肌劳损、第三横突综合征及梨状肌综合征等等，且病程较长，时轻时重，反复发作，为骨伤科临床之常见病和多发病。

慢性腰痛的主要临床表现有腰部疼痛，或软弱无力，或牵掣酸胀不适，时轻时重，一般劳累后加重。

慢性腰痛的发生发展是一个缓慢的过程，造成慢性腰痛的病因很多，主要的有急性扭伤未治愈迁延而致，腰部慢性肌肉和韧带的损伤，劳动时用力不当等，也有的由脊椎病变或肾及盆腔内生殖系统疾病导致。

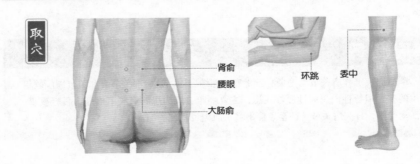

取穴

肾俞
腰眼
大肠俞

环跳
委中

## 拔罐方法

患者取俯卧位，先选准双腰眼、双肾俞、双大肠俞、双委中，或每天只选腰痛的一侧针刺，得气后再选口径3.5厘米的任何一种罐子吸拔，重拔泻法，留罐10分钟。然后再取侧卧位，疼痛侧在上，选准环跳穴针刺，进针5～6厘米，得气后选口径3.5厘米的任何一种罐子吸拔，留罐10分钟。每天1次，15次为1个疗程，间休1周后可再行下一个疗程。

【医生的叮嘱】

1. 注意工作及生活中腰部的姿势，加强腰部肌肉的训练。
2. 同时进行按摩、理疗及舒筋活血止痛药物的治疗。

# 百日咳

百日咳是小儿常见的急性呼吸道传染病，百日咳杆菌是本病的致病菌。其特征为阵发性痉挛性咳嗽，咳嗽末伴有特殊的吸气吼声，病程较长，可达数周甚至3个月左右。

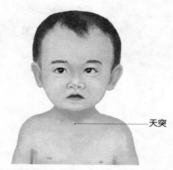

天突

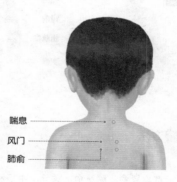

喘息
风门
肺俞

## 拔罐方法

患儿仰卧位，肩垫高，充分暴露天突穴，用适合患儿大小的罐轻拔，留罐3分钟。然后俯卧位，用适合患儿大小的罐吸拔喘息、风门、肺俞，留罐3分钟。每天1次，15次为1个疗程，间休1周后再行下个疗程。

【医生的叮嘱】

1. 对患者进行病因治疗，对症治疗。
2. 针灸、理疗、拔罐均可治疗此疾。

# 遗尿 ⊞

遗尿俗称尿床、夜尿症，中医称之为遗溺、遗溲，是指尿液不能随意控制，而自行排出的一种病症。

遗尿表现有夜间尿床，白天尿多、尿频，并伴有睡觉深沉，不易叫醒，强拉下床仍迷糊不清，记忆力差，反应迟钝，注意力不集中等。多数尿床儿童存在不同程度的心理问题：性格内向、缺乏自信心、不爱与人交往、自卑、处事能力差，严重影响孩子的学习和健康成长。

引起遗尿的因素包括：（1）遗传因素：遗尿患者常在同一家族中发病，其发生率为20%～50%；（2）睡眠机制障碍：异常的熟睡抑制了间脑排尿中枢的功能；（3）泌尿系统解剖或功能障碍：泌尿通路狭窄梗阻、膀胱发育变异、尿道感染、膀胱容量及内压改变等均可引起遗尿；（4）控制排尿的中枢神经系统功能发育迟缓。

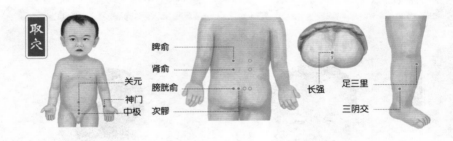

取穴　脾俞　肾俞　膀胱俞　次髎　关元　神门　中极　长强　足三里　三阴交

## 拔罐方法

选取肾俞、膀胱俞、关元、中极和三阴交。有梦者加拔神门；食欲不振者加拔脾俞、足三里；日久者加拔次髎、长强。以上都采用泻法，强刺激，重吸拔，留罐10分钟，每天1次，15次为1个疗程，间休1周后再行下个疗程。

【医生的叮嘱】

1. 患者要注意培养按时排尿的条件反射。

2. 针灸、点穴、按摩、理疗、拔罐均可采用。

# 慢性鼻炎

慢性鼻炎是一种常见的鼻腔黏膜及黏膜下层的慢性炎症，临床上分为慢性单纯性鼻炎、慢性肥厚性鼻炎、慢性萎缩性鼻炎。

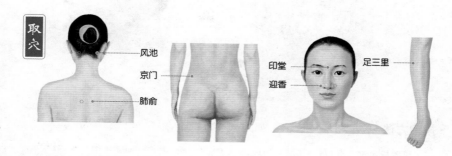

取穴

风池
京门
肺俞

印堂
迎香
足三里

## 拔罐方法

患者取坐位，取口径1.5厘米的玻璃罐，用闪火法在双侧迎香穴、印堂穴、双侧足三里穴、双侧肺俞穴、双侧风门穴拔罐20分钟。隔日1次，20天为一个疗程。

【 医生的叮嘱 】

施治时以清热宜肺、通鼻窍为主。

# 牙痛

牙痛是口腔科疾病最常见的症状之一，其表现为牙龈红肿、遇冷热刺激痛、面颊部肿胀等。牙痛患者要少吃甜食和辛辣之物，注意口腔清洁。

牙痛的主要症状是牙齿或牙龈及面颊肿痛，遇冷热酸甜等刺激则疼痛加重。实火牙痛起病急且剧烈，不能吃热的食物，牙龈红肿明显兼有口臭、口渴、便秘等症；虚火牙痛不太明显，一般是隐隐作痛，且时好时坏，持续时间较长，牙龈红肿不太明显。

牙痛的原因很多，可见于龋齿、牙髓炎、牙龈炎等，遇冷、热、酸、甜等刺激时牙痛发作或加重。

牙痛多是由于不注意口腔卫生，牙齿受到牙齿周围食物残渣、细菌等长期刺激，加上不正确的刷牙习惯及维生素缺乏等原因所造成。

中医认为牙痛是由风热侵袭伤及牙体、牙龈肉，邪聚不散，气血滞留，瘀阻脉络而为病，有虚实之分。

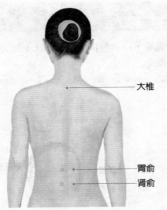

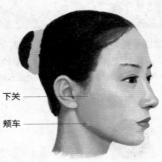

大椎

下关

颊车

胃俞
肾俞

## 拔罐方法

　　患者取坐位，取口径1.5厘米的玻璃罐，用闪火法拔患侧颊车穴、下关穴、大椎穴、双侧肾俞穴、双侧胃俞穴10分钟。每天1次，10天为一个疗程。

### 【医生的叮嘱】

　　1. 此病采用药物治疗效果不佳，反复用拔罐疗法效果比较显著。

　　2. 治法以消肿止痛、滋阴泻火为主。

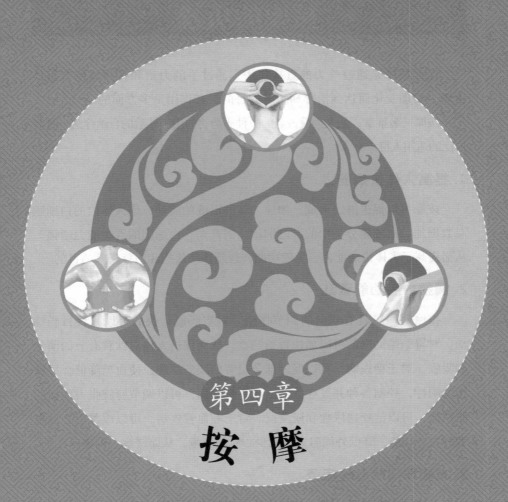

第四章

# 按　摩

# 按摩的功效

保健按摩是通过外力的直接作用，通过手的力量和技巧以调节机体生理、病理变化而达到治疗和康复的目的，其作用是多方面的。

按摩又名推拿，是人类最古老的一种非药物的用于外治的自然疗法，具有广泛的适用人群。

## 1. 提高人体抗病能力

按摩可以促进淋巴形成，加速人体淋巴液的流动，使人体内的白细胞总数增加、白细胞分类中的淋巴细胞比例升高、白细胞的吞噬能力增强，从而提高了人体抗病能力、免疫功能，达到预防疾病和治疗疾病的目的。

## 2. 调整内脏功能紊乱

按摩对内脏具有双向的调节作用。对胃肠蠕动快的可以减缓胃肠蠕动，对胃肠蠕动慢的可以加快胃肠蠕动，从而促进人体对饮食有效的消化和吸收。对于糖尿病，可以促进部分患者的胰岛功能，使血糖降低，尿糖转为阴性，控制各种并发症。对泌尿系统疾病，可以调节膀胱张力和括约肌功能，可以治疗遗尿症和尿潴留。对于心血管疾病，可以改善冠心病患者的左心功能，降低外周阻力，减少心肌耗氧量，从而缓解心绞痛。

## 3. 减轻和消除心理疲劳

人体的疲劳包括心理的和肉体的，心理疲劳主要表现为头晕、焦虑、抑郁、记忆力减退、注意力不集中、工作能力下降等。按摩可以调节自主神经系统的功能，改善大脑的血液供应，缓解精神疲劳，保护大脑。

## 4. 减轻和消除肌肉疲劳

肌肉疲劳主要表现为肌肉酸痛、乏力、能力下降，按摩可以促进肌肉纤维的收缩和伸展运动，增强肌肉的弹性。又因为按摩可以促进人体内血液和淋巴液的循环，从而可以改善肌肉的营养状况，使肌肉疲劳引起的肌肉酸痛、乏力、肌力下降等症状得以减轻或消除，很快恢复体力，甚至使其他疾病引起的肌萎缩得到改善。

### 5. 解除肌肉痉挛

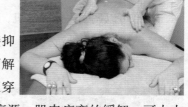

按摩既可以通过肌肉的牵张反射直接抑制肌肉的痉挛，又可以通过消除疼痛源而解除肌肉的痉挛。因为长久的肌肉痉挛挤压穿行于其间的神经和血管，可以形成新的疼痛源。肌肉痉挛的缓解，可大大改善局部的血液循环和营养供应，使疼痛明显减轻甚至消除。

### 6. 松解粘连

软组织粘连是引起运动功能障碍和疼痛的主要原因，按摩可以直接分离粘连，如以拇指弹拨法。

### 7. 使肿胀和瘀血消散

按摩可以促进被按摩部位毛细血管的扩张，加快静脉血回流，从而可以促进炎症渗出物的吸收，使局部肿胀和瘀血消散。

### 8. 改善血液循环

按摩可以使被按摩部位的毛细血管扩张，改善被按摩部位的血液循环，并且可以反射性地调节全身的血液循环，还能降低血液的黏稠度、降低血脂，减少胆固醇在人体血管壁的沉积，提高血管的弹性，预防动脉硬化。能够改善冠心病患者的心肌缺血缺氧状况，使心绞痛等症状缓解甚至消失。

### 9. 减肥和美容

按摩可以减少脂肪在人体内的堆积，使人体内多余的脂肪转化成热量，从而起到减肥的作用。按摩还可以清除皮肤表面衰老的上皮细胞，使人体表面的毛细血管扩张，增强皮肤的营养供应；增强皮肤的弹性和光洁度，减少皱纹，使松弛干燥的皮肤逐渐变得有光泽和富有弹性；调节皮肤表面汗腺和皮脂腺的分泌，减轻色素沉着。

## 10. 使人心情愉悦

按摩可以调畅人体的气机，疏肝解郁。所以当你心情不舒畅的时候，在接受按摩后会使你神清气爽，一切烦恼和不如意都会随之消散。

# 按摩的优点

中医保健按摩是"以人疗人"的方法，属于现代所崇尚的自然疗法的一种，具有其他药物疗法所无可比拟的优势。

在药物和保健品的毒副作用越来越被人们重视的今天，通过按摩进行保健和治病的方法愈加受到人们的青睐。因为按摩可以疏通经脉、活血行气，对多种疾病都有良好的疗效，对身体一般没有不良影响。近年来的大量医学实践证明，按摩可以扩张毛细血管，增加血液流量，改善微循环，从而减轻心脏负担，并且安全有效，因此，利用按摩来养生治病得到越来越多人的喜爱。

## 1. 简便易行

只要学会常用的各种手法，无须任何特殊设备，只用一双手，随时随地就可以进行治疗。

## 2. 安全有效

一般药物治疗往往会产生一定的副作用，特别是需要长期服用某种药物的患者往往会产生很多顾虑，以致影响情绪、影响效果。而中医保健按摩只要掌握手法要领，认真对待，的确是一种安全可靠、无副作用的"绿色疗法"。当然我们并不是说按摩能包治百病，它也具有一定的适应证。没有适应证的患者，绝对禁止使用按摩进行治疗。

## 3. 适应证广泛

现在中医保健按摩已经适用于临床各科的某些疾病（不是所有的疾病），尤其对一些运动系统的伤病，慢性、功能性疾病，以及某些器质性病变均有良好的治疗效果，其适用人群包括：

（1）糖尿病、高血压、高血脂及风湿疼痛等常见病患者。

（2）精神憔悴、经常加班、睡眠不足的办公室白领。

（3）易患风寒、易染疾患、免疫力下降的亚健康人群。

（4）长期工作压力大、脑力疲劳、应酬多、烟酒为伴者。

（5）厨房中的家庭妇女及皮肤过早衰老的女性。

（6）体质虚弱、经常患病的老年人。

（7）喜食油脂类食物的人群及痤疮、粉刺等皮肤病患者。

（8）生活不规律的各类自由职业者。

# 按摩的适用证与禁忌证

按摩既可用于疾病的康复，又可用于保健养生。但按摩毕竟还是具有一定的局限性，一旦超出了它的范围或底线，病情不仅会加重，对健康人也有可能会产生副作用。

## 一、按摩的适用证

内科常见病，如感冒、哮喘、失眠、偏头痛、低血压、高血压病、冠心病、慢性胃炎、消化不良、胃下垂、腹胀、腹痛、便秘、肠炎、中风、颜面神经麻痹等。

外科常见病，如扭伤、关节脱位、腰肌劳损、肌肉萎缩、三叉神经痛、肋间神经痛、股神经痛、坐骨神经痛、腰背神经痛、四肢关节痛、风湿性关节炎、关节强直等。

妇科和男科常见病，如痛经、月经不调、母乳分泌失调、乳房肿块、更年期综合征、遗精、疝气、阳痿等。

儿科、五官科等常见病，如小儿咳嗽、遗尿、夜啼、近视、牙痛、慢性鼻炎、咽喉肿痛、口腔炎、口角炎、扁桃体炎等。

紧急抢救，如中暑、心绞痛、鼻出血、小腿抽筋等。

## 二、按摩的禁忌证及人群

女性经期及妊娠期间不宜对腹部、腰骶部和髋部进行按摩；另外，肩井、合谷、三阴交和昆仑穴等也不宜按摩。

年老体弱及患病而身体极度虚弱的危重患者不可进行按摩。

皮肤损伤及患皮肤病者，如湿疹、丹毒、脓肿、烫伤以及一些开放性伤口，不可进行按摩。

急性软组织损伤导致的局部组织肿胀，不可立即按摩，应先冰敷 20 分钟以上，然后用棉花置于伤部加压包扎，等过了 24 小时或 36 小时拆除后再按摩。

血压过高以及严重心、肝、肺、肾功能不全的患者不可进行按摩。

不明原因的急性脊柱损伤伴脊髓异常症状患者不可进行按摩。

肝炎、结核病等传染性疾病患者不可进行按摩。

血友病、白血病等各种容易引起出血疾病的患者不可进行按摩。

胃穿孔、胃及十二指肠溃疡等患者不可进行按摩。

各种骨折、关节脱位以及严重的老年骨质疏松症患者不可进行按摩。

可疑或确诊患有骨关节或软组织肿瘤患者不可进行按摩。

精神疾病患者不宜按摩。

脊髓型颈椎病、"中央"型腰椎间盘突出症的患者不宜按摩。

吸毒者正犯瘾时不宜按摩。

过度疲劳、过饥过饱的人均不宜进行按摩。

# 按摩治疗 27 种常见病

## 头痛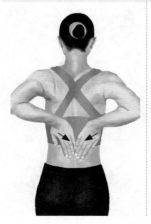

　　头痛是一种常见的自觉症状。头痛的原因非常复杂。头部及五官病可致头痛，头部以外或全身性疾病也可引起头痛。所以，遇头痛，需先辨清发病原因，以便采取适当措施。

　　中医将头痛归纳为外感头痛和内伤头痛两大类。A 外感头痛：若感受风寒引起的头痛，其痛连背，怕风怕冷；若感受暑湿则头痛而涨，甚则如裂，怕风发热，面红目赤，尿黄便秘，或头痛如裹，肢体困倦。B 内伤头痛：可有头痛眩晕、心烦易怒、睡眠不安、食欲不振的肝阳上亢之头痛；有头痛头涨、口吐涎沫、恶心的痰浊头痛；头痛头晕、神疲乏力、面色少华、心慌气短的血虚头痛；头脑空痛、耳鸣眼花、腰酸腿软、遗精、带下的肾虚头痛；头痛时作、经久不愈、痛处固定、痛如锥刺的瘀血头痛。

### 按摩方法

| ① 掌根推后腰部 5 ~ 10 次。 | ② 双手握拳用掌指关节拨揉腰椎部脊柱两侧，酸痛部多施手法。 | ③ 用手掌揉摩上腹部 20 ~ 30 次。 |
|---|---|---|

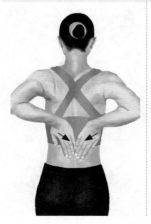
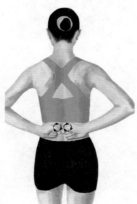
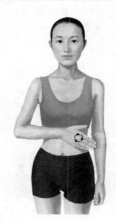

**4** 中指按揉膻中穴50～100次。

**5** 示、中指按揉中脘穴50～100次。

**6** 示、中指按揉气海穴50～100次。

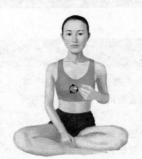

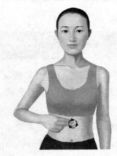

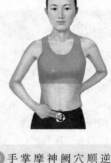

**7** 示、中指按揉关元穴50～100次。

**8** 手掌摩中脘穴顺逆各30次。

**9** 手掌摩神阙穴顺逆各30次。

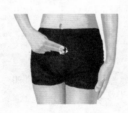

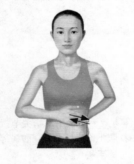

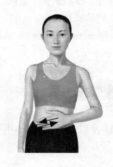

**10** 示、中指按揉肺俞穴2～3分钟。

**11** 按揉胰俞穴2～3分钟。

**12** 双手按揉肝俞穴2～3分钟。

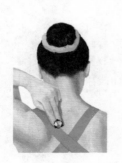

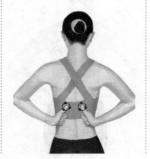

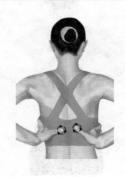

⑬ 双手按揉脾俞穴 2 ~ 3
分钟。

⑭ 双手按揉胃俞穴 2 ~ 3
分钟。

⑮ 双手按揉肾俞穴 2 ~ 3
分钟。

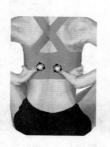
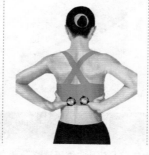
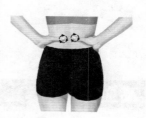

⑯ 拇指按揉命门穴 2 ~ 3
分钟。

⑰ 捶击肾区 30 次。

⑱ 掌根摩擦腰眼 30 次。

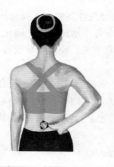
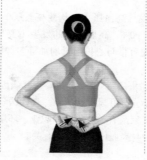
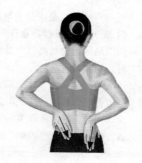

⑲ 拇指按揉手三里穴
2 ~ 3 分钟。

⑳ 拇指按揉内关穴 2 ~ 3
分钟。

㉑ 拇指按揉足三里穴 2 ~ 3
分钟。

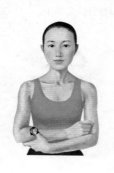
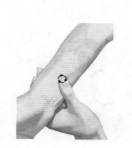
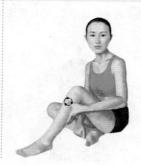

㉒拇指按揉三阴交穴 2 ~ 3 分钟。

㉓拇指按揉太溪穴 2 ~ 3 分钟。

㉔拇指按足三里穴 2 ~ 3 分钟。

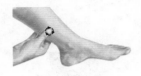
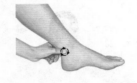
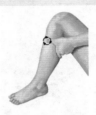

# 高血压

高血压是以动脉血压增高，尤其是收缩压持续升高为特点的全身性、慢性血管性疾病。安静状态下，若成人经常收缩压超过 18.7 千帕（140 毫米汞柱），舒张压超过 12 千帕（90 毫米汞柱），并伴有头痛、头晕、耳鸣、健忘、失眠、心悸等症状即可确诊。

一般将高血压分为继发性高血压（症状性高血压）和原发性高血压（高血压病），其中原发性高血压占 90%。高血压病的发生主要与全身小动脉痉挛、硬化，周围动脉阻力增高，以及血容量与心排血量增加等多种因素有关。晚期可导致心、肾、脑器官病变。

中医学认为，本病属"头痛""眩晕"范畴，其病因、病机为情志失调、饮食不节和内伤虚损，使肝阳上亢、肝风上扰所致。现代医学认为，本病与中枢神经系统及内分泌、体液调节功能紊乱有关。年龄、职业、环境及肥胖，高脂质、高钠饮食，嗜酒、吸烟等因素，也与高血压病的发生有关。

## 按摩方法

❶两手示指并拢，自神庭推摩至哑门 15 ~ 20 次。

❷两拇指分抹前额 10 ~ 15 次。

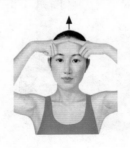
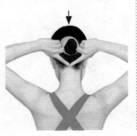
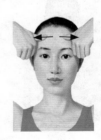

③ 两示指自眉头至眉梢分抹眉毛 6 ~ 9 次。

④ 按揉太阳穴 1 分钟。

⑤ 按揉风池穴 1 分钟。

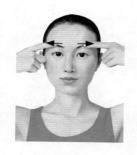
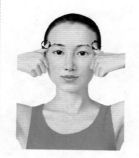
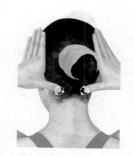

⑥ 两手五指分开，交替推胸部两侧各 10 ~ 15 次。

⑦ 两手握拳放在腰骶部，用拳背交替沿腰椎骨两侧上、下推摩和叩击 1 ~ 2 分钟。

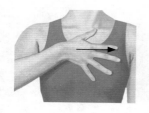
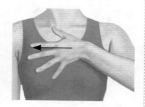
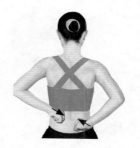

⑧ 两拇指左右交替推胸锁乳突肌（桥弓）10 ~ 15 次。

⑨ 用拇指点揉肩井穴 1 ~ 2 分钟。

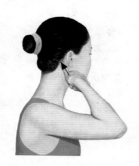
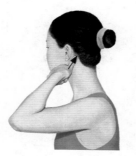
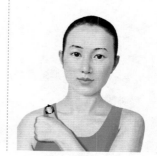

**⑩** 拇指点揉曲池穴 1 ~ 2 分钟。

**⑪** 拇指点揉内关穴 3 ~ 5 分钟。

**⑫** 拇指点揉合谷穴 3 ~ 5 分钟。

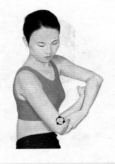

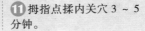

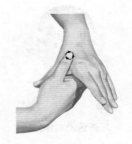

**⑬** 拇指按足三里穴 2 ~ 3 分钟。

**⑭** 拇指按三阴交穴 2 ~ 3 分钟。

**⑮** 拇指按涌泉穴 3 ~ 5 分钟。

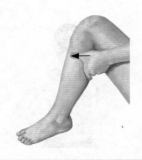

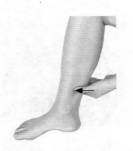

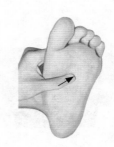

**⑯** 搓掌 20 ~ 30 次。

**⑰** 浴面 1 分钟。

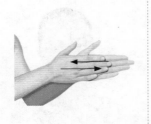

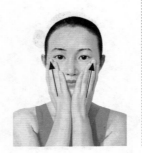

● 按摩穴位可随症加减,如失眠、多梦加神门穴、内关穴、外关穴及头部按摩,胸闷、心悸加揉摩膻中穴等。

# 冠心病

冠心病全称为"冠状动脉粥样硬化性心脏病"，亦称缺血性心脏病，是指冠状动脉循环改变引起的冠状血流和心肌需求之间不平衡而导致的心肌损害。临床上相应地有隐匿型冠心病、心绞痛型冠心病、心肌梗死型冠心病、心力衰竭型和心律失常型冠心病、猝死型冠心病五种，有时可以合并出现。

冠心病发病的关键是冠状动脉狭窄、闭塞，影响心肌血液供应，导致心绞痛、心肌梗死、心律不齐和心脏扩大等临床表现。一般认为本病的发生与下列因素有关：高血压、高血脂、高血糖、肥胖、吸烟、遗传、饮食习惯以及口服避孕药等。

冠心病属于中医学"胸痹""心痛"范畴，是指时常胸闷不适，突然发作的胸骨后窒塞疼痛，可向左肩、左背部以及左上肢等部位放射，重的心痛亦称"厥心痛"，常可危及生命。

## 按摩方法

**1** 用示、中两指分抹额头至头部两侧 10 ~ 15 次。

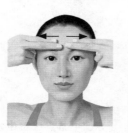

**2** 示、中指按压百会穴 1 ~ 2 分钟。

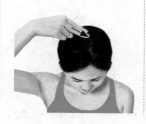

**3** 示指按压人中穴 1 ~ 2 分钟。

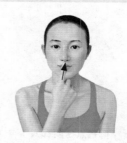

**4** 用拇、示、中、无名指指甲掐四神聪穴 4 ~ 6 次。

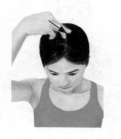

**5** 拿揉风池穴 1 ~ 2 分钟。

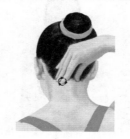

**6** 双手拇指按揉太阳穴 1 分钟。

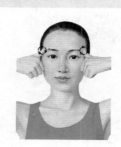

149

**7** 摩耳轮，并用示指摩擦外耳道口稍后方的耳甲腔部，各摩擦 50 次，此部位手法与体部手法配套使用。

**8** 两手交替指掐内关穴 30 ~ 50 次。

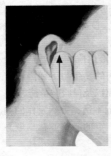
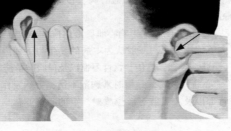
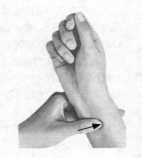

**9** 按压劳宫穴 30 ~ 50 次。

**10** 两手交替指掐神门穴 30 ~ 50 次。

**11** 拇指点压通里穴 30 ~ 50 次。

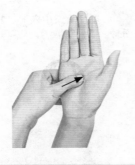
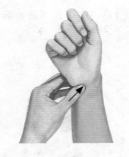
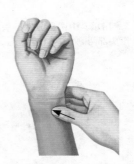

**12** 拇指点压阴郄穴 1 ~ 2 分钟。

**13** 两手交替指掐手三里穴 30 ~ 50 次。

**14** 示、中指点压膻中穴 30 ~ 50 次。

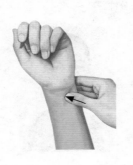
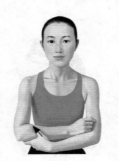
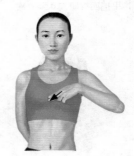

**⓯** 示、中指点压气海穴 30 ~ 50 次。

**⓰** 示、中指点压关元穴 30 ~ 50 次。

**⓱** 拇指按揉足三里穴 80 ~ 100 次。

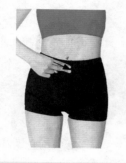

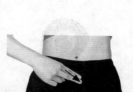

**⓲** 拇指按揉阳陵泉穴 80 ~ 100 次。

**⓳** 拇指按揉三阴交穴 80 ~ 100 次。

**⓴** 拇指点压太溪穴 1 ~ 2 分钟。

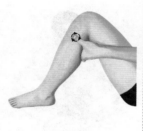

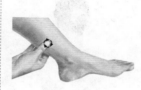

**㉑** 拇指点压公孙穴 1 ~ 2 分钟。

**㉒** 拇指按揉涌泉穴 80 ~ 100 次。

**㉓** 双手示指交替点按背部两侧的肺俞穴 1 分钟。

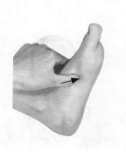

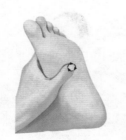

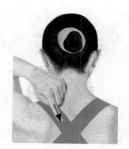

㉔ 两手示、中指交替点压厥阴俞穴 1 分钟。

㉕ 两手示、中指交替点压神堂穴 1 分钟。

㉖ 两手示、中指交替点压心俞穴 1 分钟。

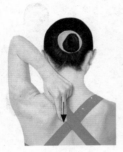

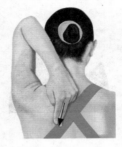

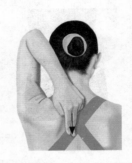

㉗ 屈拇指点按至阳穴 1 分钟。

㉘ 双手拇指点按背部两侧脾俞穴 1 分钟。

㉙ 双手拇指点按背部两侧胃俞穴 1 分钟。

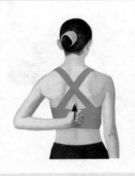

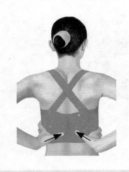

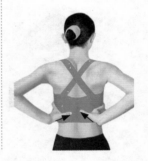

㉚ 屈双手拇指点按背部两侧肾俞穴 1 分钟。

㉛ 站立位，两臂放松，左右旋转做捶背和拍心的动作 50 ~ 100 次。

㉜ 拇指点揉肩井穴 1~2 分钟。

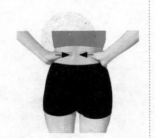

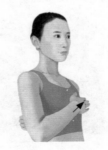

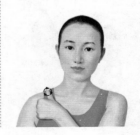

# 高脂血症 

　　高脂血症是指血浆脂原浓度明显超过正常范围的一种慢性病症，如果符合以下一项或几项，就患有高脂血症：总胆固醇、甘油三酯过高，低密度脂蛋白胆固醇过高，高密度脂蛋白胆固醇过低。高脂血症在发病早期可能没有不舒服的症状，多数患者在得了冠心病、脑中风后才发现血脂异常，可表现为头痛、四肢麻木、头晕目眩、胸部闷痛、气促心悸等症状。

　　高脂血症有原发性和继发性两种。由于脂蛋白代谢过程中某环节存在先天性缺陷，或者是由于某种环境因素通过未知机理而引起的脂蛋白代谢紊乱，称原发性高脂血症。临床上后一种情况比较多见。有遗传因素可查者称遗传性或家族性高脂血症。继发性高脂血症主要继发于某种疾病，最常见的是糖尿病、肾病综合征、慢性肝病、甲状腺功能过低、肥胖症、某些药物的影响和免疫性疾病等。

## 按摩方法

| ——— 基本手法 ——— | ❷ 按揉上脘穴 1.5 ~ 2 分钟。 | ❸ 按揉中脘穴 1.5 ~ 2 分钟。 |
|---|---|---|
| ❶ 摩腹：掌摩全腹，顺逆时针各 36 次。 | | |

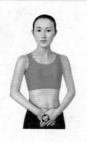
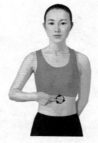
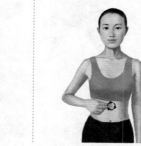

| ❹ 按揉建里穴 1.5 ~ 2 分钟。 | ❺ 按揉膻中穴 2 ~ 5 分钟。 | ❻ 按揉关元穴 1.5 ~ 2 分钟。 |
|---|---|---|

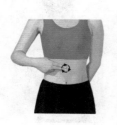
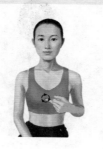
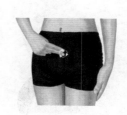

**7** 按揉天枢穴 1.5 ~ 2 分钟。

**8** 拇指按揉气海穴 2 ~ 5 分钟。

**9** 拇指按揉血海穴 2 ~ 5 分钟。

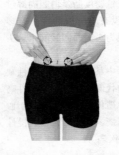

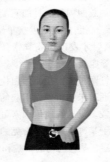

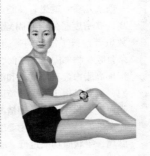

**10** 拇指点按足三里穴 1.5 ~ 2 分钟。

**11** 拇指按揉三阴交穴 1.5 ~ 3 分钟。

**12** 拇指点揉内关穴 3 ~ 5 分钟。

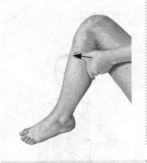

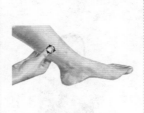

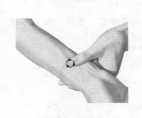

**13** 拇指点揉外关穴 3 ~ 5 分钟。

**14** 示、中指点按肺俞穴 1.5 ~ 2 分钟。

**15** 点按心俞穴 2 ~ 3 分钟。

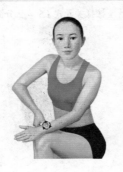

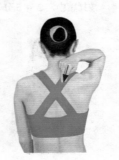

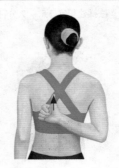

**16** 拇指点揉膈俞穴 1.5 ~ 2 分钟

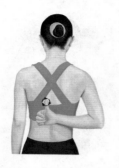

**17** 双手拇指点按胆俞穴 1.5 ~ 3 分钟。

**18** 拇指点按脾俞穴 1 ~ 2 分钟。

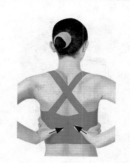

**19** 双手拇指点按气海俞穴 2 ~ 3 分钟。

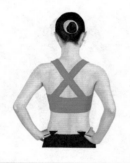

**20** 双手掌推脾俞至膀胱俞 5 ~ 7 次。

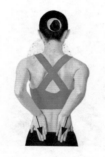

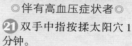
**根据病情加减**

◎伴有高血压症状者◎

**21** 双手中指按揉太阳穴 1 分钟。

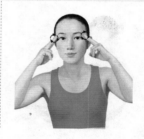

**22** 示、中指按揉百会穴 1 分钟。

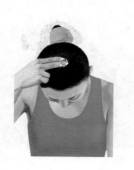

**23** 双手拇指按揉风池穴 1 分钟。

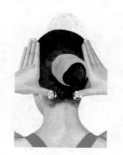

**24** 双手拇指交替推双侧胸锁乳突肌（桥弓）10 ~ 15 次。

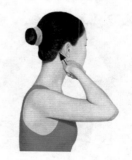

㉕ 拇指点按涌泉穴 3 ~ 4 分钟。

◎伴有心悸者◎
㉖ 拇指点按印堂穴 5 ~ 10 次。

㉗ 推前额眉弓穴各 5 ~ 10 次。

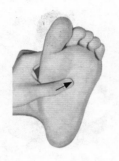

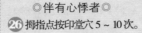

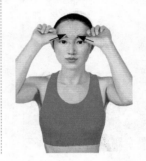

㉘ 点按神门穴 2 ~ 4 分钟。

◎伴有失眠者◎
㉙ 一指禅推法：从印堂穴向上推至神庭穴往返 5 ~ 6 次。

㉚ 从印堂穴向两侧眉弓推至太阳穴 5 ~ 6 次。

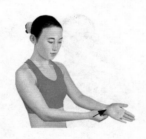

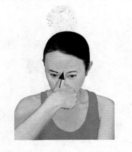

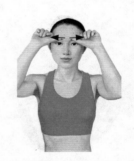

㉛ 按揉攒竹穴 1 ~ 2 分钟。

㉜ 按揉神庭穴 1 ~ 2 分钟。

㉝ 按揉角孙穴 1 ~ 2 分钟。

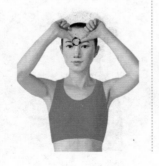

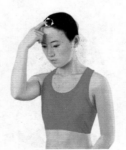

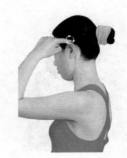

# 肥胖症

肥胖症是由于机体生理、生化功能的异常改变，人体脂肪代谢紊乱，进食热量超过消耗热量，多余的部分以脂肪的形式储存积聚于各组织及皮下，导致体重超过同龄、同性别正常标准值20%以上的一种能量代谢紊乱性内分泌疾病。临床上常分为单纯性肥胖症和继发性肥胖症。单纯性肥胖症主要表现为均匀性肥胖，临床根据伴随的自觉症状和体重将本病分为轻度、中度和重度三级。

继发性肥胖症（症状性肥胖），系由于内分泌紊乱性疾病所导致的肥胖。

## 按摩方法

❶ 拇指点按攒竹穴 30 秒钟。

❷ 示指点按瞳子髎穴30秒钟。

❸ 示指点按承泣穴 30 秒钟。

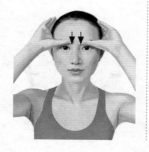

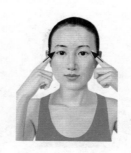

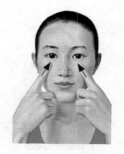

❹ 示指点按四白穴 30 秒钟。

❺ 示指点揉迎香穴 30 秒钟。

❻ 示、中指按揉颊车穴 30 秒钟。

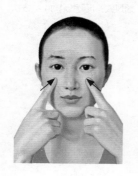

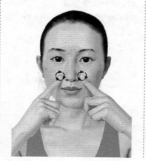

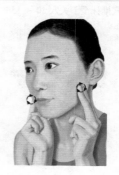

**7** 示指点按地仓穴 30 秒钟。

**8** 示、中指按揉下关穴 30 秒钟。

**9** 示指点按承浆穴 30 秒钟。

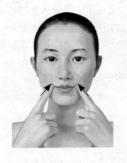
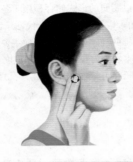
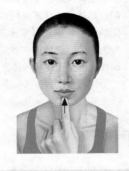

**10** 双手四指按压在前额部，由中间向两侧太阳穴推抹 10 ～ 15 次。

**11** 两指由鼻两侧起推抹至太阳穴 10 ～ 15 次。

**12** 三指由迎香穴推抹至耳前。

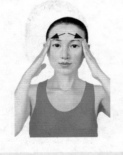
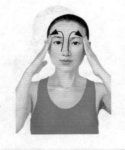
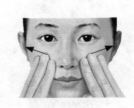

**13** 双手示、中、无名三指由承浆穴起经地仓穴、颊车穴推抹至下关穴 10 ～ 15 次。

**14** 拇指与示、中、无名指对置于风池穴，拿定项部肌肉，沿项肌提拿至肩井穴，两手交替操作 10 ～ 15 次。

**15** 两手拇指按于风府穴，从内向外经风池穴推揉至耳后翳风穴，反复操作 10 ～ 15 次。

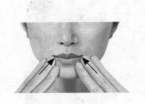
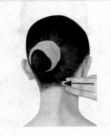
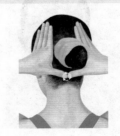

⓰用一手示、中、无名指按揉同侧的风池、翳风及对侧肩井等穴2～3分钟，然后换另一只手，操作同前。

⓱以一手手掌置于百会穴，自上而下沿头颈部正中线，用掌推法，经风府穴至大椎穴，反复操作10～15次。

⓲以一手虎口轻按于颈根部，其余四指与拇指贴于两侧锁骨上，用推抹法两手交替自下而上，以局部透热为度。

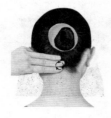

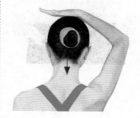

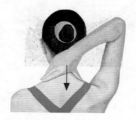

⓳示、中指点按上脘穴30秒。

⓴示、中指按揉中脘穴30秒。

㉑示、中指按揉神阙穴30秒。

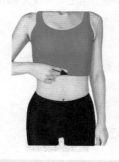

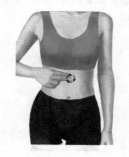

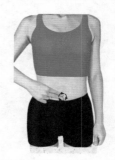

㉒示、中指按揉天枢穴30秒。

㉓示、中指点揉气海穴30秒。

㉔示、中指点揉关元穴30秒。

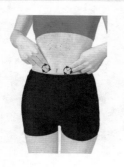

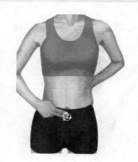

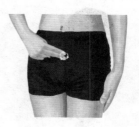

**25** 示、中指按揉五枢穴 30 秒。

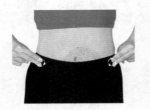

**26** 示、中指按揉维道穴 30 秒。

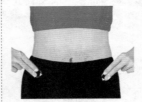

**27** 用掌拿法分别拿起中极、天枢、气海脂肪肌肉组织，做抖动拿法，提拿时力量深沉，面积宜大，可加捻按动作，放下时手法轻缓，反复操作 10 ~ 15 次。

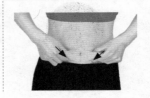

**28** 双手掌或掌根置脐上，用掌摩法顺时针按揉 3 ~ 4 分钟。

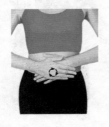

**29** 两手掌搓热，分别置于对侧剑突下季肋部，由内上向外下方沿肋下缘，用掌根或全掌直推法，分推 15 ~ 20 次。

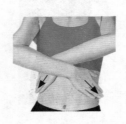

**30** 双手提拿胁肋部肌肉，一拿一放，用五指拿法，并在拿起时可加力捻揉，并逐渐由上向下反复操作 15 ~ 20 次。

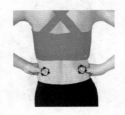

**31** 三指点天宗穴 1 分钟。

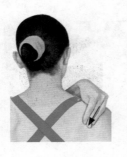

**32** 三指点秉风穴 1 分钟。

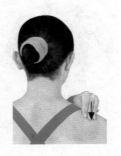

**33** 掌指关节或拇指点按肝俞穴 1 分钟。

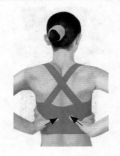

**34** 掌指关节或拇指点按胃俞穴1分钟。

**35** 掌指关节或拇指点按肾俞穴1分钟。

**36** 拇指点按大肠俞穴1分钟。

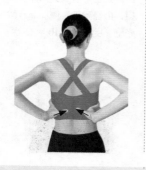

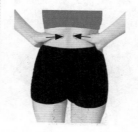

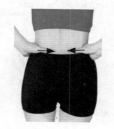

**37** 一手置于对侧肩胛冈上方，用掌擦法经由肩井穴擦向胸前，反复操作20～30次，换另一只手，操作同前。

**38** 以双手掌根按于背部脊柱两侧，用掌根直推法由上至下推至腰骶，反复操作20～30次。

**39** 以手握空拳置于同侧髂嵴上方，横叩至对侧，两手交替操作20～30次。

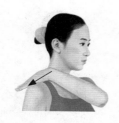

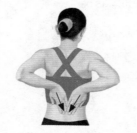

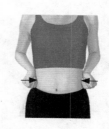

**40** 两手掌搓热，置于两侧腰上方，由外上至内下擦摩腰肌20～30次。

**41** 以掌揉法或掌根揉法按揉两侧秩边穴做顺时针揉按20～30次。

**42** 以掌揉法或掌根揉法按揉两侧秩边穴做逆时针揉按20～30次。

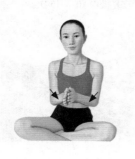

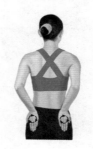

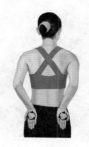

**43** 用五指拿法捏拿起两侧臀肌，用力可稍重，捏起时可行捻按，再慢慢放下，一提一按，反复操作20~30次。

**44** 以手掌置于腰骶，用掌擦法来回推擦臀部脂肪，以透热为度。

**45** 以掌根置于髂前上棘处，用掌根直推法由上向下沿臀部向大腿外后侧做弹拨、推擦，由轻到重，使局部有酸胀感，反复操作10~15次。

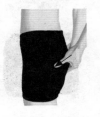

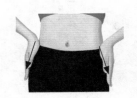

**46** 以手掌置于腰骶部，用掌擦法做左右横行擦动，以透热为度。

**47** 以四指或五指拿法，提拿住三角肌，并逐渐向下提拿至曲池穴，在提拿的过程中可做捻压动作，反复操作10~15次。

**48** 拇指按揉肩髃穴。

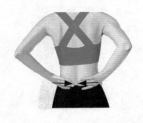

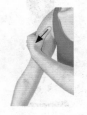

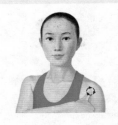

**49** 示、中指按揉臂臑穴。

**50** 拇指点按外关穴。

**51** 以掌置于肩上方内侧，用拇指直推法或掌擦法，由上而下从上肢掌侧至腕部，反复操作10~15次。

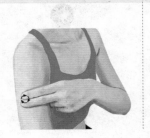

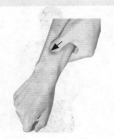

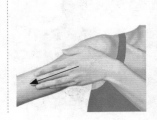

**52** 用一手拇指按于对侧上肢掌侧上端，稍用力弹拨，并渐渐下移至前臂，反复操作 10 次。

**53** 捏拿合谷穴 1 ~ 2 分钟。

**54** 按揉承山穴 30 秒钟。

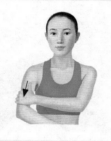
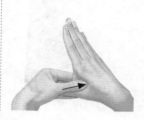
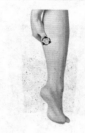

**55** 拇指按揉丰隆穴 30 秒钟。

**56** 拇指按揉血海穴 30 秒钟。

**57** 拇指按揉太溪穴 30 秒钟。

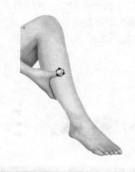
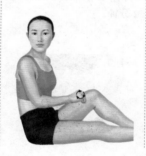
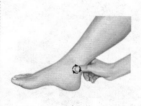

**58** 以五指拿法，从上而下，拿大腿内侧肌肉至膝部，反复操作 10 ~ 15 次。

**59** 用全掌推法或掌擦法，从臀部向下沿膀胱经推至委中穴，反复操作 10 ~ 15 次。

**60** 用全掌或掌根直推法，从委中穴，经承山穴推至跟腱，反复操作 10 ~ 15 次。

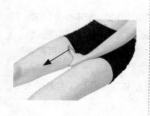
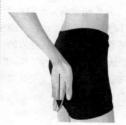
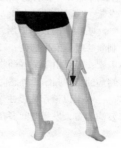

**61** 用双手掌根或拳用力自上而下击打大腿内侧、外侧肌群，反复操作 10 ~ 15 次。

**62** 脾胃虚型：揉气海穴、关元穴、足三里穴各 3 分钟。这里仅以揉足三里穴为例。

**63** 按揉阴陵泉穴、百会穴各 2 分钟。这里仅以按揉阴陵泉穴为例。

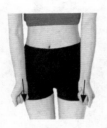
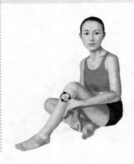
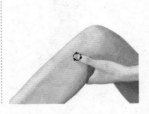

**64** 真元不足型：按揉三阴交穴、太溪穴 2 分钟。这里仅以按揉三阴交穴为例。

**65** 揉关元穴、中极穴各 2 分钟。这里仅以按揉中极穴为例，最后按揉阴陵泉穴 2 分钟。

**66** 取平卧位，快速以腹式呼吸，呼气时，慢慢抬起双足与躯干成 40° ~ 90° 角，吸气时慢慢放下双脚，反复操作 10 次。

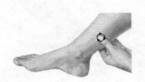
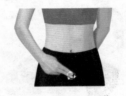
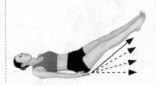

# 咳喘病

　　咳喘病是一种最常见的呼吸道疾病，其主要临床表现为咳嗽、气喘、咯痰，甚至痰中带血，多伴有气急，甚至带有哮鸣音和呼吸困难，患者出现张口抬肩、嘴唇发紫、难以平卧、大汗等症状。

　　咳喘病的致病原因，一是多为长期吸烟、长期处于受污染的空气环境等因素，刺激呼吸道发生病变；二是由于呼吸道感染了病毒、细菌、支原体、衣原体等致病因素；三是由于某些药物、花粉等刺激呼吸道而导致的一种过敏反应等。中医把咳喘病的发生归结于外感时邪、痰饮内停、肾不纳气等原因。

　　本书以治疗急慢性气管支气管炎、急慢性支气管哮喘为主，临床上以中老年人发病为多，发病时间多在秋冬季节。

## 按摩方法

**1** 以一手拇指推一侧胸锁乳突肌（桥弓），自上而下20～30次，然后再推胸锁乳突肌另一侧20～30次。

**2** 双手五指张开，以五指指腹自侧头部前上方向后下方用抹法操作10～15次。

**3** 从头顶部至后头枕部用五指拿法，自后头枕部至项部转为三指拿法，重复3～4遍。

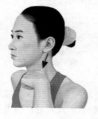

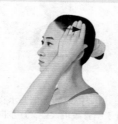

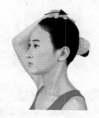

**4** 反手拿风池穴，并以手指点按风池穴1～3分钟。

**5** 反手拿肩井穴，并以手指点按肩井穴1～3分钟。

**6** 取坐位，以双手拇指、示指或中指螺纹面着力于太阳穴处，做上下、前后、环转等揉动，时间为1～3分钟。

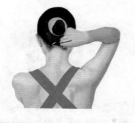

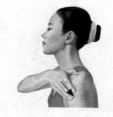

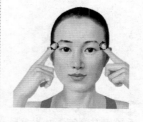

**7** 取坐位，以一手拇指指腹着力于头顶百会穴处，持续用力点压1～3分钟。

**8** 以拇指、示指或中指指端按揉中府穴、云门穴3分钟。

**9** 取坐位，以示指或中指指端置于天突穴处，先按揉2～3分钟，然后再持续勾点天突穴1分钟。

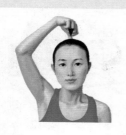

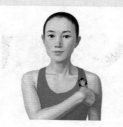

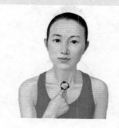

⑩ 取坐位或仰卧位，以拇指和示指、中指、无名指和小指捏揉两侧胸大肌，反复操作 3 ~ 5 分钟。

⑪ 取坐位，以掌面着力于胸肋部，从胸骨正中开始自上而下按顺序分推至腋中线，两侧反复操作 5 ~ 7 遍。

⑫ 取坐位，双手示、中指指腹分别置于胸骨柄两侧，沿肋间隙由内向外分推至腋中线。反复操作 5 ~ 7 遍。

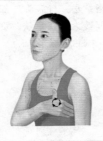 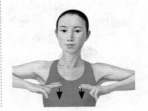

⑬ 取坐位或仰卧位，以手掌小鱼际或大鱼际、全掌横擦胸部，顺序是自上而下，以透热为度。

⑭ 取坐位或仰卧位，示指置于胸骨璇玑穴处，逐步向下点压，至中庭穴止，反复操作 2 ~ 3 分钟。

⑮ 取坐位，以一手掌心置于胸前璇玑穴处，自上而下沿胸部正中线摩动，至中庭穴，反复操作 3 ~ 5 分钟。

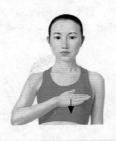 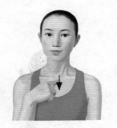 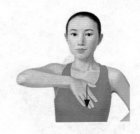

⑯ 取坐位或站立位，以一手置于对侧腋下，提拿腋下肌肉。自上而下，反复操作 2 ~ 5 分钟，再操作另一侧。

⑰ 取仰卧位，以双手拇指持续点压两侧章门穴 1 ~ 2 分钟，点后揉之。

⑱ 取仰卧位，以两手的示指、中指、无名指和小指掌侧分别置于两侧胁肋处，由内向外下方摩动，反复摩动 5 ~ 7 分钟。

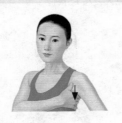 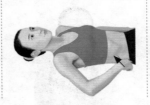 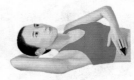

⑲取坐位，两手握空拳，分别以拳面处着力叩打对侧肩背部，反复操作 3 ~ 5 分钟。

⑳急性咳嗽时，患者取坐位，以双手示、中指指端分别置于背部脊柱两侧的肺俞穴处，同时着力点按，持续点压 1 ~ 3 分钟。

㉑慢性咳嗽时，患者取坐位，以双手拇指指端分别置于腰部脊柱两侧的肾俞穴处，同时着力点按，持续点压 1 ~ 3 分钟。

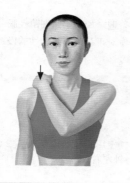
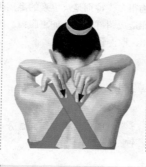
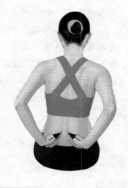

㉒哮喘急性发作时，患者取坐位，以一手拇指指端按揉上肢部尺泽、列缺、鱼际穴和下肢部足三里、丰隆、太溪穴等主要体穴，持续点按 1 ~ 3 分钟。

㉓哮喘慢性发作时，患者取坐位或俯卧位，按揉上肢部尺泽穴和鱼际，并将双掌相互搓热，以手掌掌心置于腰部脊柱两侧的肾俞穴处，以肾俞穴为中心，纵向擦腰部，以透热为度。

㉔取坐位或仰卧位，上肢略外展，以一手拇指掌侧置于上臂外侧，其余四指置于上臂内侧，自上而下，节律性捏拿上肢肌肉至腕部，反复操作 5 ~ 7 遍。

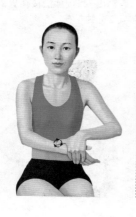
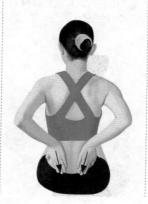
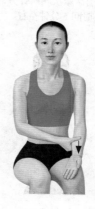

# 腹泻 💊

　　腹泻中医又叫泄泻，是指排便次数增多，粪便稀薄，甚至泻出如水样，分为急性和慢性。

　　中医认为本病与脾胃肾和大小肠有关，多由于长期情志或饮食失调、久病体弱等导致脾虚失运、脾肾不固所致。一年四季均可发生，尤以夏秋两季多见。常见于急慢性肠炎、肠结核、肠功能紊乱、结肠过敏等病。

　　目前，治疗腹泻的药物很多，特别是抗生素的滥用很普遍。如果不是细菌性肠炎而滥用抗生素，反而可能造成菌群失调，加重腹泻。按摩对于某些非感染性的慢性腹泻，可以调整胃肠功能，取得较好的效果。

## 按摩方法

**基本手法**

**❶** 用指摩法摩中脘穴2分钟左右。

**❷** 用指摩法摩气海穴2分钟左右。

**❸** 用指摩法摩关元穴2分钟左右。

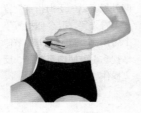 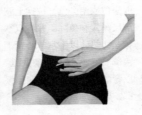 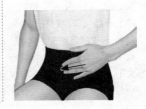

**❹** 用掌摩法顺时针方向摩腹，时间5分钟左右。

**❺** 用三指按揉法按揉脾俞穴2分钟左右。

**❻** 用三指按揉法按揉胃俞穴2分钟左右。

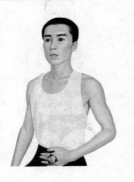 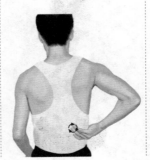 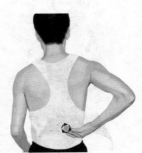

**7** 用三指按揉法按揉大肠俞穴 2 分钟左右。

**8** 用中指按法按长强穴 1 分钟左右。

◎脾胃虚弱证◎

**9** 用掌按揉法按揉中脘穴 2 分钟左右。

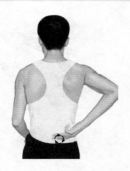

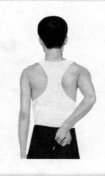

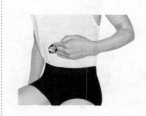

**10** 用掌按揉法按揉气海穴 2 分钟左右。

**11** 用拇指弹拨法弹拨足三里穴 2 分钟左右。

**12** 用掌按法按大腿内侧肌肉 2 分钟左右。

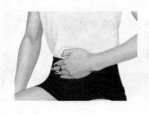

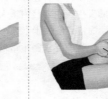

◎脾肾阳虚证◎

**13** 用掌按揉法按揉关元穴 5 分钟左右。

**14** 用掌擦法横擦腰部肾俞穴、命门穴。

◎肝气乘脾证◎

**15** 用拇指端点法点按章门穴 1 分钟左右。

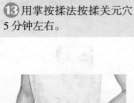

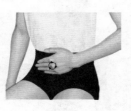

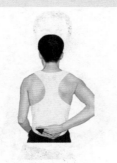

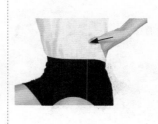

**⑯** 用拇指端点法点按期门穴 1 分钟左右。

**⑰** 用拇指端点法点按太冲穴 1 分钟左右。

**⑱** 用拇指端点法点按行间穴 1 分钟左右。

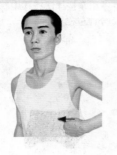 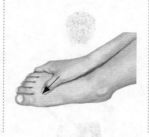 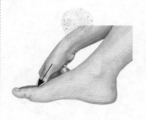

# 便秘 ➕

　　便秘的一般表现是：大便秘结，排出困难，经常三五天或七八天排一次，有时甚至更久。便秘日久，常可引起腹部胀满，甚则腹痛、食欲不振、头晕头痛、睡眠不安。长期便秘还会引起痔疮、便血、肛裂等。

　　便秘的发生，主要是由于大肠的蠕动功能失调，粪便在肠内滞留过久，水分被过度吸收，而使粪便过于干燥、坚硬所致。

　　便秘持久者应寻求医生帮助，排除可能的器质性疾病，避免延误治疗。

## 按摩方法

#### ——— 基本手法

**❶** 用指摩法施于中脘穴 2 分钟。

**❷** 用指摩法施于天枢穴 2 分钟。

**❸** 用掌摩法顺时针方向按摩整个腹部 6 分钟左右。

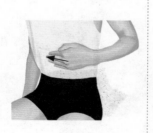 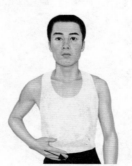 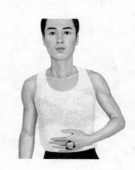

④ 用三指按揉法按揉脾俞穴1分钟左右。

⑤ 用三指按揉法按揉肾俞穴1分钟左右。

⑥ 用三指按揉法按揉大肠俞穴1分钟左右。

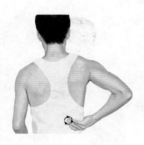

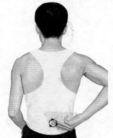

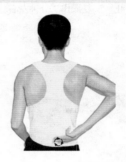

⑦ 用掌平推法横推腰部2分钟左右。

⑧ 用掌搓法搓骶部八髎穴，以透热为度。

⑨ 用中指按法按长强穴2分钟左右。

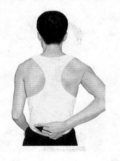

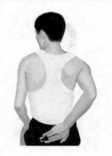

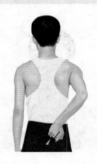

—— 根据病情加减 ——
◎ 胃肠燥热证 ◎
⑩ 用拇指按揉法按揉足三里穴1分钟左右。

⑪ 用拇指按揉法按揉支沟穴1分钟左右。

⑫ 用拇指按揉法按揉曲池穴1分钟左右。

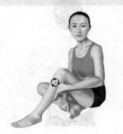

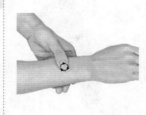

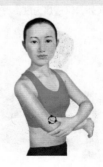

⑬用拇指平推法从足三里穴开始向下推到下巨虚穴为止，反复操作2分钟左右。

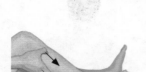

◎气机郁滞证◎

⑭用指摩法摩膻中穴1分钟左右。

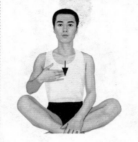

⑮用三指按揉法按揉中府穴1分钟左右。

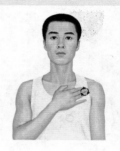

⑯用三指按揉法按揉云门穴1分钟左右。

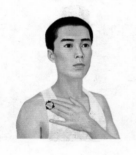

⑰用三指按揉法按揉期门穴1分钟左右。

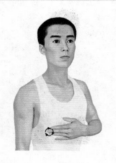

⑱用三指按揉法按揉章门穴1分钟左右。

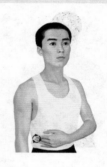

◎气血亏损证◎

⑲用掌擦法横擦脾俞、胃俞穴处，以透热为度。

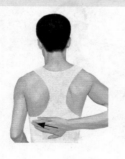

⑳用拇指按法按足三里穴2分钟左右。

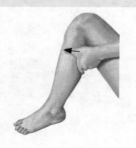

◎阴寒凝结证◎

㉑用掌擦法擦腰部肾俞穴，以透热为度。

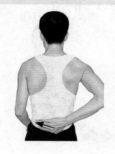

㉒ 用掌擦法擦命门穴及骶部八髎穴处，以透热为度。

㉓ 用小鱼际擦法擦足底涌泉穴，以透热为度。

㉔ 用拇指推法推腹腔神经丛反射区2分钟左右。

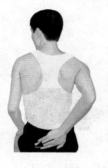

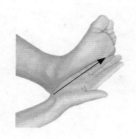

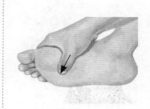

## 胃痛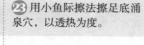

　　胃痛，俗称"心口痛"，中医又叫"胃脘痛"，是由外感邪气、内伤饮食情志、脏腑功能失调等导致气机郁滞，胃失所养，以上腹胃脘部近歧骨处疼痛为主症的病证。

　　胃痛发生的原因有两类：一是由于忧思恼怒，肝气失调，横逆犯胃所引起，故治法以疏肝、理气为主；二是由于脾不健运，胃失和降而导致，宜用温通、补中等法，以恢复脾胃的功能。

　　胃痛是临床常见、多发病症，多见急慢性胃炎，胃、十二指肠溃疡病，胃神经官能症，也见于胃黏膜脱垂、胃下垂、胰腺炎、胆囊炎及胆石症等病。

## 按摩方法

### 基本手法

❶ 用掌摩法在胃部治疗，使热量渗透于胃部，时间约5分钟。

❷ 用三指按揉法按揉中脘穴2分钟左右。

❸ 用三指按揉法按揉气海穴2分钟左右。

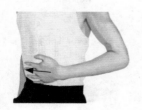

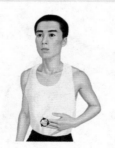

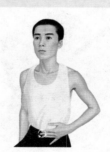

④ 用三指按揉法按揉天枢穴 2 分钟左右。

⑤ 用拇指按揉法按揉足三里穴 2 分钟左右。

⑥ 用拇指按揉法按揉章门穴 2 分钟左右。

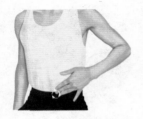

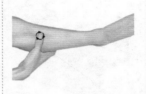

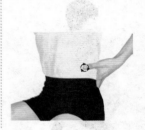

⑦ 用三指按揉法按揉脾俞穴约 1 分钟。

⑧ 用三指按揉法按揉胃俞穴约 1 分钟。

⑨ 用三指按揉法按揉三焦俞穴约 1 分钟。

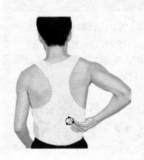

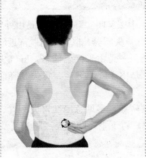

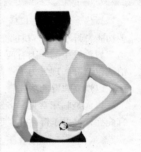

⑩ 用拇指按揉法或掐法在内关穴做较强的刺激，1 分钟左右。

⑪ 用拇指按揉法或掐法在合谷穴做较强的刺激，1 分钟左右。

⑫ 用搓法搓两胁各 1 分钟左右。

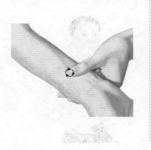

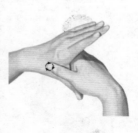

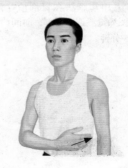

**——根据病情加减——**

◎寒邪犯胃证◎

⑬用拇指端点法在脾俞穴、胃俞穴处治疗，每穴1分钟。

⑭用掌摩法横摩上腹部3分钟左右。

◎饮食积滞证◎

⑮用三指按揉法按揉大肠俞穴3分钟左右。

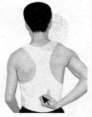
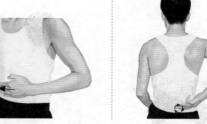

⑯用三指按揉法按揉八髎穴3分钟左右。

⑰用掌平推法横推上腹部3分钟左右。

◎肝气犯胃证◎

⑱用指摩法在膻中穴治疗3分钟左右。

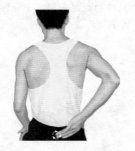
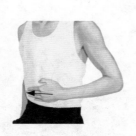
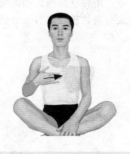

⑲用拇指端点法在两侧章门穴处治疗1分钟左右。

⑳用拇指端点法在两侧期门穴处治疗1分钟左右。

◎脾胃虚寒证◎

㉑用掌按揉法按揉中脘穴2分钟左右。

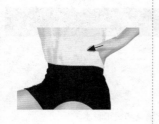
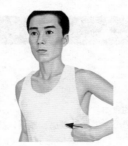
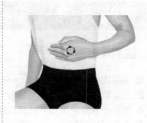

**㉒** 用掌按揉法按揉关元穴2分钟左右。

**㉓** 用掌擦法横擦腰部肾俞穴、命门穴，以透热为度。

◎疼痛剧烈者◎
**㉔** 在背部脾俞穴附近压痛点用较重的拇指端点法或三指弹拨法治疗2分钟左右。

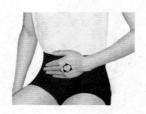

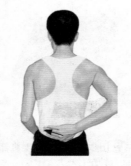

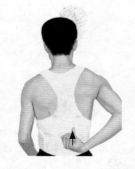

**㉕** 先在背部胃俞穴附近压痛点用较重的拇指端点法或三指弹拨法治疗2分钟左右。

**㉖** 用单指叩点法或五指叩点法叩点梁丘穴1分钟左右。

**㉗** 用单指叩点法或五指叩点法叩点足三里穴1分钟左右。

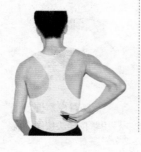

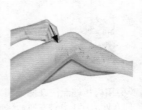

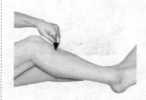

# 胃肠炎

## 注意事项

1. 注意饮食卫生。
2. 注意休息，多喝水，吃易消化的食物。
3. 选用一些非处方药，对症治疗恶心、呕吐、腹痛、腹泻以及消炎和纠正脱水。
4. 生活起居有规律，注意保暖。

## 按摩方法

胃肠炎临床分类很细，有胃炎、肠炎之分，有急性、慢性之分，因同属于消化系统，治疗时归为两大类，即急性胃肠炎和慢性胃肠炎，同时调理胃肠。除统一按摩套路外，根据伴随症状进行加减。

### ——慢性胃肠炎的治疗——

**1** 深呼吸3次使腹肌放松，双手掌重叠上腹部或下腹部，顺时针及逆时针方向各摩30次，以透热为度，常可听到肠鸣音及排气，有时疼痛可随之缓解。

**2** 拇指点揉足三里穴，至有酸麻胀感并向脚趾放射为止，持续2～3分钟。

**3** 示、中指按揉中脘穴2～3分钟。

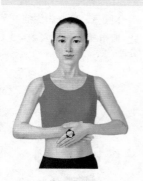
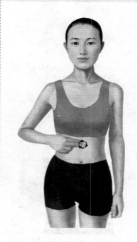
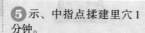

### ——根据病情加减——

◎以胃脘痛为主症◎

**4** 拇、示指点掐合谷穴，至有酸麻胀感为止，持续2～3分钟。

**5** 示、中指点揉建里穴1分钟。

**6** 双拇指点压脾俞穴10～15次。

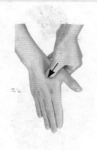
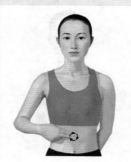
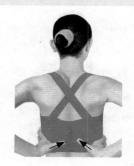

◎以吐酸为主症◎
**7** 小鱼际擦伏兔穴，以温热为度。

**8** 双拇指点揉胃俞穴 10 ~ 15 次。

◎以呕吐为主症◎
**9** 拇指点按内关穴 2 ~ 3 分钟。

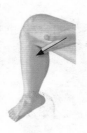

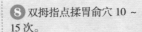

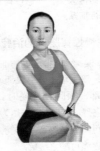

◎以食滞为主症◎
**10** 双掌叠按置于神阙穴，按揉 2 ~ 3 分钟。

**11** 掌根推两侧天枢穴，逐渐向下推至腹部。

◎以嗳气、腹胀为主症◎
**12** 拇指揉按气海穴 2 ~ 3 分钟。

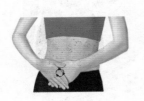

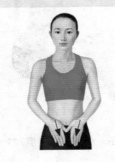

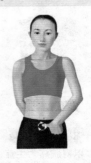

**13** 双拇指按揉章门穴 2 ~ 3 分钟。

◎以呃逆为主症◎
**14** 示指按压天突穴 1 分钟。

**15** 示指按压翳风穴 1 分钟。

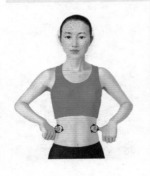

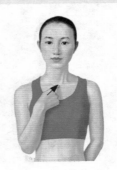

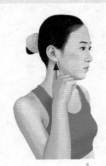

16 自胸骨柄上缘开始指摩至膻中穴，得热为度。

◎以腹泻为主症◎
17 掌摩关元穴，以透热为度。

18 示、中指按压天枢穴 1 分钟。

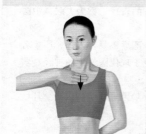

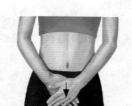

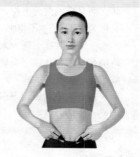

◎以便秘为主症◎
19 拇指点按支沟穴 1 分钟。

20 拇指点按照海穴 1 分钟。

21 双拇指按压大横穴 2～3 分钟。

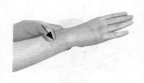

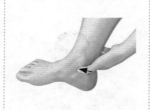

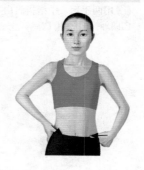

◎以止痛为主症◎
22 拇指点揉梁丘穴 1 分钟。

23 推小腿外侧胃经 2～3 分钟。

24 用单指叩点法或五指叩点法叩点足三里穴 1 分钟左右。

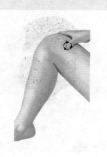

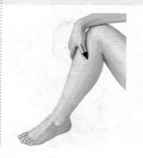

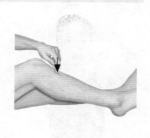

179

# 失眠 🚑

　　如果出现上床难以入睡持续时间两周以上，并伴有头晕胀痛、心慌心烦等症状，明显影响白天工作、学习和社会活动，便是一种疾病的表现，称为失眠，中医又称为"不寐""不得眠""不得卧"。

　　失眠的临床表现为入睡困难或睡眠不沉、时睡时醒，醒后不易再入睡，严重者可彻夜不眠，并伴有头痛、头晕、健忘等症状，本病多见于现代医学中的神经衰弱或更年期综合征。

　　造成失眠的原因很多，包括心理因素、精神因素、年龄因素、疾病因素、环境因素、生活习惯等。

## 按摩方法

| ——— 基本手法 ——— | ❷双眼微闭，两手中指指腹分别附着在眼睑内侧，自内向外分抹 20～30 次。 | ❸用两手拇指内侧面揉两侧太阳穴半分钟。 |
|---|---|---|
| ❶用两手示、中指指腹由内向外抹前额 30 次。 | | |

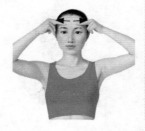 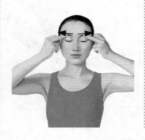 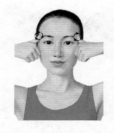

| ❹用两手四指内侧面自颞部两侧由前向后推揉半分钟。 | ❺用手掌根部拍打囟会穴 10～15 次。 | ❻用两手拇指指端按揉两侧风池穴 30 秒。 |
|---|---|---|

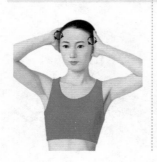 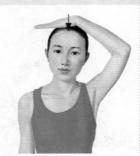 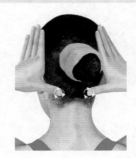

**7** 用拇指指端按压印堂穴 20 次。

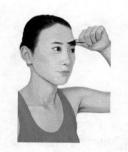

**8** 用手掌大鱼际顺时针按揉中脘穴 2 分钟。

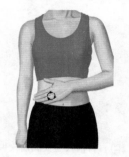

**9** 用拇指指腹按压神门穴 10 次。

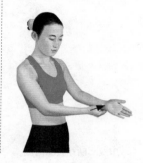

**10** 用拇指按压中脘穴 20 次。

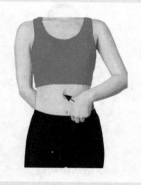

**11** 用拇指按压内关穴 20 次。

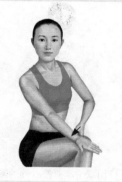

**12** 用拇指按揉足三里穴半分钟。

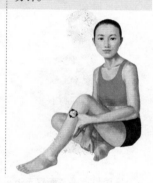

**13** 用拇指按揉三阴交穴半分钟。

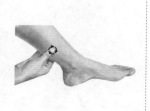

**14** 用拇指向下从阴陵泉穴，推至三阴交穴，30 次。

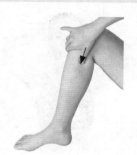

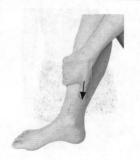

⓯ 用拇指向下推阳陵泉穴，推移至绝骨穴，30 次。

⓰ 将双手掌相对搓热。

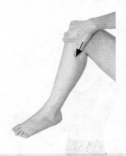
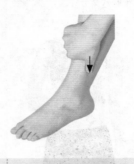
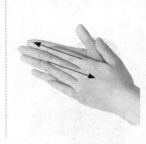

⓱ 用双掌贴在腰的两侧。

⓲ 自肾俞穴至大肠俞穴做上下往返推擦，至局部有温热感为度。

⓳ 用一手掌面置于上腹部的建里穴，然后做顺时针的环形揉动 30 次。

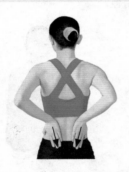
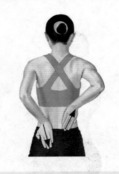
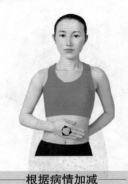

⓴ 换用另一手掌面置于下腹部的中极穴，然后做顺时针的环形揉动 30 次。

㉑ 用双手掌对按双侧的侧头部 2 分钟。

——根据病情加减——

◎心肾不交◎

㉒ 屈示指点按大陵穴 1 分钟。

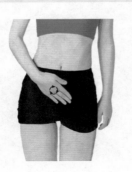
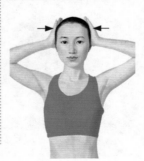
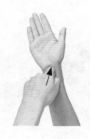

㉓用双拇指点按肾俞穴1分钟。

㉔用拇指点按太溪穴1分钟。

◎心脾两虚证◎

㉕用拇指按压阴郄穴20次。

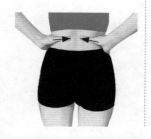

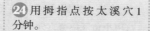

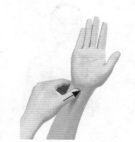

㉖用拇指按压三阴交穴20次。

㉗用双拇指按压脾俞穴20次。

㉘用双拇指按压胃俞穴20次。

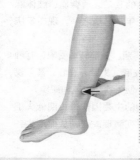

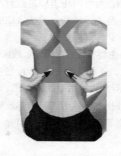

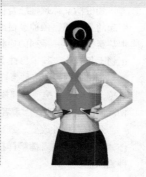

◎肝胆湿热证◎

㉙用拇指点按太冲穴1分钟。

㉚用拇指点按行间穴1分钟。

㉛用掌摩日月穴1分钟。

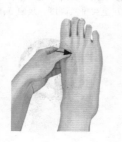

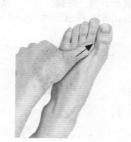

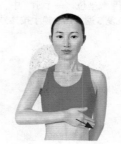

183

㉜ 用掌摩期门1分钟。

◎心火亢盛证◎
㉝ 用小鱼际擦劳宫穴，以透热为度。

㉞ 用小鱼际擦涌泉穴，以透热为度。

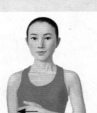
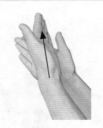
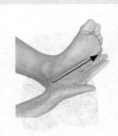

# 颈椎病

颈椎病又称颈椎综合征，临床上将凡因颈部长期劳损以及软组织退行性变化所引起的颈脊髓、颈神经根或颈部血管的压迫和刺激而产生的眩晕、肩臂痛、肢体麻木甚至瘫痪等一系列的症状，称为颈椎病。颈椎病是中老年常见病之一，现在发病正趋于年轻化，其中男性多于女性。

颈椎病的表现多种多样，主要有颈背部僵硬、酸胀、疼痛，头部转动受限，有触电感，并向肘、腕、指部放散，还可引起上肢无力、手指发麻、头晕、恶心，甚至视物模糊，吞咽困难。严重者可导致大脑供血供氧不足，大小便失禁、中风和瘫痪。

颈椎退行性改变、颈部外伤和慢性劳损是引起颈椎病的主要因素，长期低头工作，姿势不当或者挥鞭样损伤等急、慢性损伤可引起一系列病理改变，从而产生各种临床症状。

## 按摩方法

❶ 取坐位，一手示、中、无名指并拢，按揉颈项部，从风池穴按揉至大椎穴水平面止。反复5遍，然后换手按揉另一侧；再按揉颈后正中线，从风池穴至大椎穴高度，反复5遍。

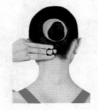
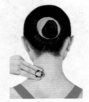
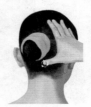

❷取坐位，以一手手掌掌心从一侧项部的风池穴用力摩向对侧风池穴处，反复摩动数次；然后逐渐下移，边移动边左右反复摩动，至大椎穴高度止。

❸取坐位，以一手的拇指、示指和中指相对，分别置于两侧风池穴处，用拿法沿颈部肌肉自上拿提至颈根部止，反复操作3～5遍。

❹取坐位或立位，以左、右示、中、无名指分别置于颈椎棘突左右各旁开5厘米的软组织处，自风池穴高度而下拨动该处的软组织，至颈根部止，反复操作3～5遍。

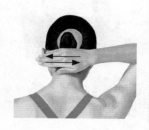
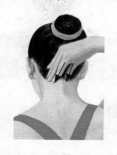
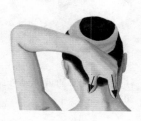

❺取坐位，以一手拇指轻轻点按风府穴30秒。

❻轻轻点按风池穴30秒。

❼轻轻点按肩井穴30秒。

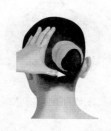
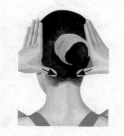
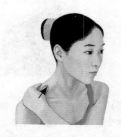

❽轻轻点按肩中俞穴30秒。

❾轻轻点按大杼穴30秒。

❿手握空拳，轻轻叩击后脑部1分钟。

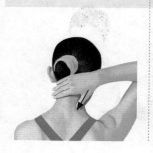
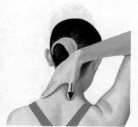
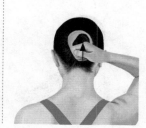

⑪轻轻叩击颈部 1 分钟。

⑫轻轻叩击肩部 1 分钟。

⑬做颈项部的前屈动作 20 次。

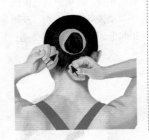 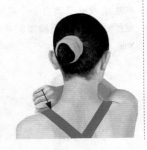 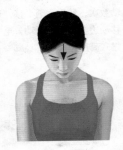

⑭做颈项部的后伸动作 20 次。

⑮做颈项部的左右侧弯动作 20 次。

⑯做颈项部的左右旋转动作 20 次。

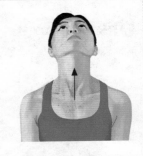 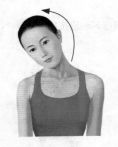 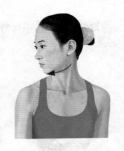

⑰大幅度摇动肩关节，两侧交替进行，正反方向各为 20 次。

⑱有上肢部麻木、疼痛者，用拿法捏拿上肢部肌肉，自肩部开始至腕部止，反复操作 3 ~ 5 遍。

⑲然后按揉曲池穴 30 秒。

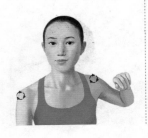 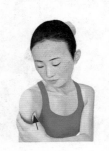

**㉑** 按揉手三里穴 30 秒。　　**㉑** 按揉合谷穴 30 秒。　　**㉒** 按揉内关穴 30 秒。

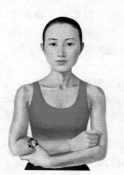 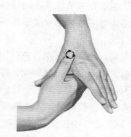 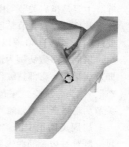

——**根据病情加减**——
◎伴有头晕、头胀者◎
**㉓** 按揉风池穴 30 秒。

**㉔** 按揉百会穴 30 秒。

**㉕** 按揉太阳穴 30 秒。

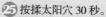

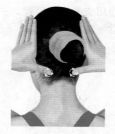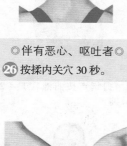 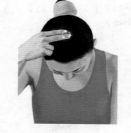 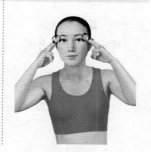

◎伴有恶心、呕吐者◎
**㉖** 按揉内关穴 30 秒。

**㉗** 按揉足三里穴 30 秒。

◎伴有胸闷不适者◎
**㉘** 按揉内关穴 30 秒。

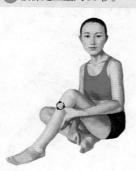 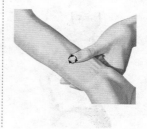

## 肩周炎 🚑

肩周炎是肩关节周围炎的简称，又称"五十肩""冻结肩""漏肩风""锁肩风"等。主要是指肩关节周围的软组织和关节囊发生的慢性无菌性炎症，使肩关节周围疼痛并最终导致关节粘连、疼痛等。临床以肩关节疼痛和功能障碍、肌肉无力为主要症状，多见于40岁以上中老年人。

肩周炎多数病例为慢性发病，临床分三期：急性期、缓解期和恢复期。急性期即发病早期，肩部持续性疼痛，夜间尤重。缓解期，疼痛减轻，肩关节呈"冻结状态"，梳头、洗脸、穿衣均感困难，可持续两三个月。恢复期，肩痛基本消失，肩关节活动逐渐增加，短则一两个月，长则数年才能恢复。

肩周炎属于中医"痹证"范畴，中医认为其发病大多因为年老体弱、气血不足、肝肾亏虚、筋经失养或操繁劳损、风寒湿邪侵袭等，导致血不荣筋，痰浊瘀阻经脉及关节。

## 按摩方法

| ——— 基本手法 | ❷ 用手掌擦颈肩2～3分钟。 | ❸ 用空拳叩打肩背1～2分钟。 |
| --- | --- | --- |
| ❶ 揉摩肩臂2～3分钟。 | | |
| 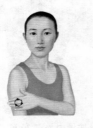 | 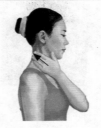 | 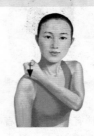 |
| ❹ 拇指点按内关穴1～2次。 | ❺ 拇指按揉合谷穴1～2分钟。 | ❻ 拇指点按曲池穴1～2分钟。 |
| 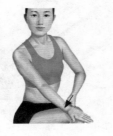 | 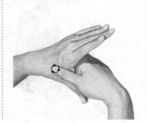 | 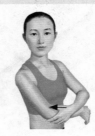 |

**7** 拇指点按极泉穴 1 ～ 2
分钟。

**8** 拇指点按肩井穴 1 ～ 2
分钟。

**9** 示指点按肩贞穴 1 ～ 2
分钟。

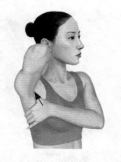

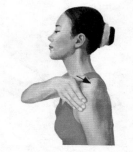

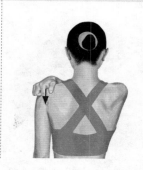

**10** 示、中指按揉天宗穴
1 ～ 2 分钟。

**11** 拇指拨揉云门穴 1 ～ 2
分钟。

**12** 示指点按缺盆穴 1 ～ 2
分钟。

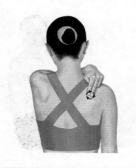

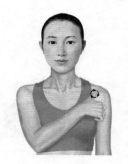

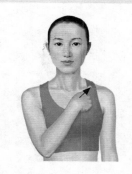

**13** 拇指点揉风池穴 1 ～ 2
分钟。

**14** 掌根擦命门穴 20 ～ 30 次。

**15** 掌擦肾俞穴 20 ～ 30 次。

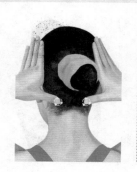

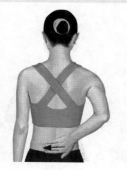

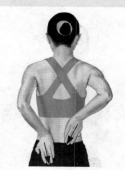

⓰ 拇指按揉阳陵泉穴 1 ~ 2 分钟。

⓱ 拇指按揉太溪穴 1 ~ 2 分钟。

⓲ 拇指按揉太冲穴 1 ~ 2 分钟。

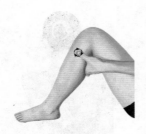

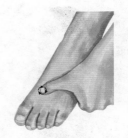

⓳ 空拳拍打肩背 1 ~ 2 分钟。

⓴ 手掌擦肩臂 2 ~ 3 分钟。

—— 根据病情加减 ——
◎ 瘀血型 ◎
㉑ 按揉血海穴 1 分钟。

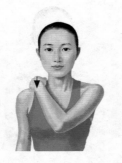

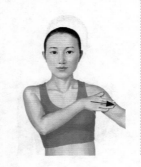

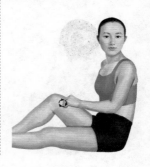

㉒ 揉摩膻中穴 1 分钟。

◎ 风寒型 ◎
㉓ 揉列缺穴 1 分钟。

㉔ 点风门穴 1 分钟。

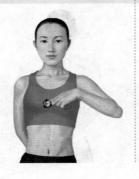

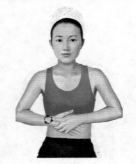

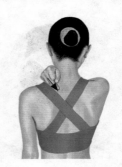

◎湿热型◎
㉕ 按揉脾俞穴 1 分钟。

㉖ 揉阴陵泉穴 1 分钟。

◎筋脉失养型◎
㉗ 按揉关元穴 1 分钟。

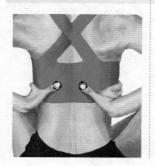
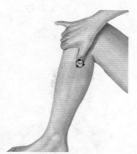
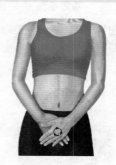

# 腰椎间盘突出症

　　腰椎间盘突出症是指由于各种原因导致腰椎间盘的纤维环破裂，其中的髓核连同残存的纤维环和覆盖其上的后纵韧带向椎管内突出，刺激或压迫脊神经根或马尾神经而产生腰痛和下肢坐骨神经痛症状的一种病症。现代医学一般将腰椎间盘突出症分为单侧型、双侧型和中央型三种，其中单侧型以一侧腰痛及下肢痛为主，双侧型以两侧腰痛及下肢痛交替出现为主，中央型以马尾神经受压为主要特点。

　　腰椎间盘突出症发病时腰部呈撕裂样剧痛，曲膝卧床休息后疼痛减轻，活动或咳嗽，喷嚏，均可使疼痛加剧，并沿坐骨神经走行路线向腿部放射，病程较长的患者，下肢有放射痛合并麻木，患者中大多数病例可引起坐骨神经痛。

## 注意事项

1. 腰椎间盘突出症是临床上最常见的腰腿痛疾病之一，多因腰椎间盘发生退行性改变后，又遭外伤或劳损后发病。急性发作时应卧床休息，并予以消炎、止痛、脱水的药物治疗，以起到消除受压神经根的炎症、水肿的作用，同时配合按摩、牵引治疗，松懈痉挛的肌肉。

2. 按摩是腰椎间盘突出症治疗中的重要组成部分，但应根据病情、类型、年龄及发病的轻重缓急，采用相应的手法，另外还应配合药物、理疗、牵引等治疗。

3. 腰椎间盘突出症急性期宜卧硬板床休息，用腰围固定。按摩治疗时应慎用牵引治疗，以免加重受压神经根水肿。缓解期时患者可自行进行功能锻炼，增强腰背肌力量。

4. 急性期宜用柔和的手法在腰部大范围操作，先健康一侧后患病一侧，先周围后痛点；炎症缓解期重点用快捷的复位手法；恢复期则适当增加被动活动关节的手法。

5. 自我按摩治疗腰椎间盘突出症选取穴位较多，按摩时一般是先取上部穴位、后取下部穴位来操作。

6. 腰椎间盘突出症急性期或伴有神经根水肿时，不宜进行自我按摩。

## 按摩方法

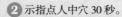

<table>
</table>

———— 基本手法 ————

**1** 取坐位，示、中指按揉百会穴 30 秒。

**2** 示指点人中穴 30 秒。

**3** 取坐位，拇指按压后溪穴 30 秒。

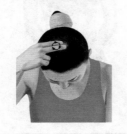

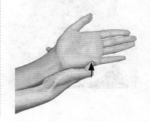

**4** 拇指按压曲池穴 30 秒。

**5** 拇指按大椎穴 1 分钟。

**6** 中指按揉大杼穴 1 分钟。

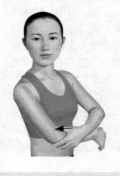

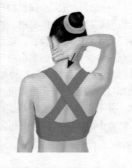

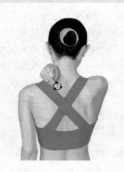

**7** 中指按揉风门穴 1 分钟。

**8** 取坐位，拇指点按委中穴 30 秒。

**9** 拇指点按合阳穴 30 秒。

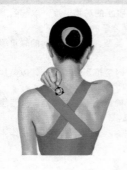

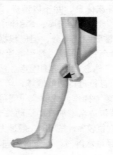

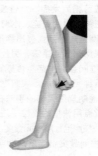

⑩ 拇指点按飞扬穴 30 秒。

⑪ 拨阳陵泉穴 8 ~ 10 次。

⑫ 揉承山穴 8 ~ 10 次。

⑬ 按揉足三里穴 1 分钟。

⑭ 点按悬钟穴 30 秒。

⑮ 朝足底方向推太溪穴 15 ~ 20 次。

⑯ 点按昆仑穴 30 秒。

⑰ 揉太冲穴 30 秒。

⑱ 点申脉穴 30 秒。

**⑲** 取侧卧位，揉风市穴 1 分钟。

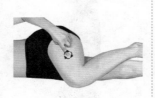

**⑳** 掌揉环跳穴 30 秒。

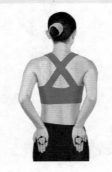

**㉑** 示指按承扶穴 30 秒。

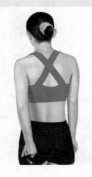

**㉒** 拇指点居髎穴 30 秒。

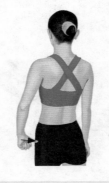

**㉓** 拿下肢 2 分钟。

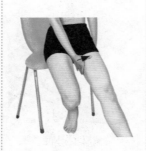

**㉔** 搓揉下肢 2 分钟。

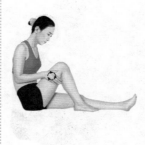

**㉕** 双拇指按揉肾俞穴 30 秒。

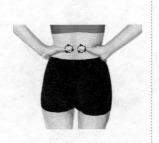

**㉖** 双拇指按揉大肠俞穴 30 秒。

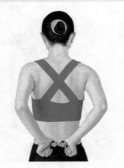

**㉗** 掌擦命门穴 30 秒。

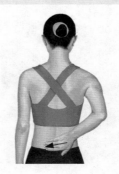

**28** 拇指按揉腰阳关穴 30 秒。

**29** 双掌按揉秩边穴 30 秒。

**30** 双拇指按揉志室穴 30 秒。

**31** 双掌擦腰眼 30 秒。

**32** 拇指按揉腰俞穴 30 秒。

**33** 双拳叩击八髎穴 1 分钟。

**34** 由上向下推腰部夹脊穴 15 ~ 20 次。

**35** 横擦腰骶部，以透热为度。

**36** 掌拍打腰骶部。

**——根据病情加减——**

◎骨质增生◎

**37** 按揉委中穴，左右各 10～20 次，推擦压痛点。

**38** 按揉肾俞穴，左右各 10～20 次，推擦压痛点。

**39** 按揉腰阳关穴，10～20 次，推擦压痛点。

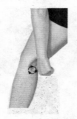
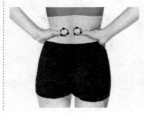
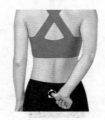

**40** 叠掌按腰 3～5 分钟。

**41** 用掌根或鱼际揉增生部位，拿捏 3～5 分钟。

**42** 用拇、示、中指点揉增生部位。

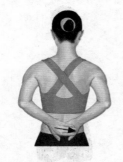
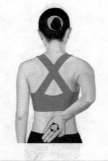
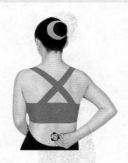

◎急性腰扭伤◎

**43** 双手掌揉腰。

**44** 用拇指或示指指尖点按腰点穴（各腰椎棘突旁开 5 厘米），左侧扭伤先点按右侧，反之亦然。

**45** 腰部分推法。

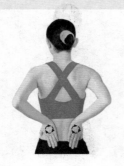
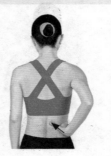
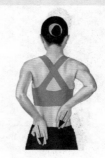

# 颈背痛

颈背痛是临床常见症状，是以颈背肌肉痉挛、强直、酸胀、疼痛为主要表现的病症。具体表现为：颈背部酸胀疼痛不适，时轻时重，迁延难愈。休息、适当活动或经常改变体位姿势可使症状减轻；阴雨天气、劳累、着凉受风则使症状加重。颈背部一般无明显障碍，活动基本正常，患者常喜欢仰首、揉捏，以减轻疼痛麻木。

颈背痛主要是由于患者忽略正确的活动姿势，以及欠缺简单的伸展运动而导致。家庭主妇、职业司机及文职人员较常见患颈背痛。如患者忽视颈背痛，延迟医治可能会导致慢性颈背痛，除了延长治疗的时间外，严重者即使进行一些简单的动作，例如弯身或提取物件也不能活动自如。

## 按摩方法

**1** 用拇指按揉法按揉颈椎棘突两侧肌肉 3 分钟左右，揉颈部正中线 2 分钟左右。

**2** 用三指按揉法在颈项部及上背部按揉 6 分钟左右。

**3** 用拿法拿颈椎棘突两侧的肌肉，自上向下移动，从风池穴的高度到大椎穴水平，反复操作 5 分钟左右。

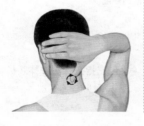

**4** 用三指弹拨法弹拨颈椎棘突两侧的肌肉，反复操作 5 分钟左右。

**5** 用三指按揉法按揉风池穴约 2 分钟。

**6** 用三指按揉法按揉风府穴约 2 分钟。

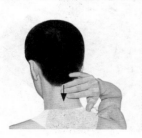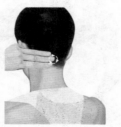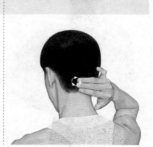

⑦用三指按揉法按揉肩井穴约2分钟。

⑧用掌擦法擦颈项部和上背部，均以透热为度。

⑨拇指点按大椎30次。

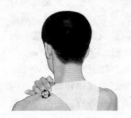 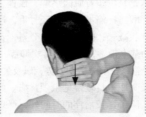 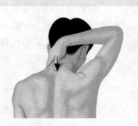

# 腰痛

## 注意事项

1. 如果疼痛剧烈，在治疗期应卧硬板床休息，腰部制动。
2. 在缓解期应适当进行腰部肌肉锻炼。
3. 平时养成良好的坐姿，对于避免腰部酸痛很重要。尤其是工作需要久坐时，最好选择有靠背的椅子，坐的时候，可以在腰部加柔软的护腰垫，来保持腰椎正常的弧度。

## 按摩方法

❶用掌摩法横摩整个腰部5分钟左右。

❷用三指按揉法按揉腰椎两侧的三焦俞穴2分钟左右。

❸用三指按揉法按揉腰椎两侧的肾俞穴2分钟左右。

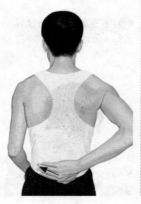 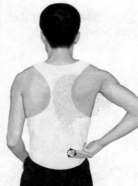 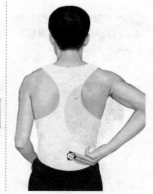

**④** 用三指按揉法按揉腰椎两侧的气海俞穴 2 分钟左右。

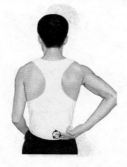

**⑤** 用三指按揉法按揉腰椎两侧的大肠俞穴 2 分钟左右。

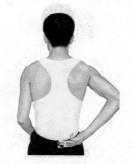

**⑥** 用三指按揉法按揉腰椎两侧的关元俞穴 2 分钟左右。

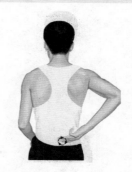

**⑦** 用三指按揉法按揉腰椎两侧的膀胱俞穴 2 分钟左右。

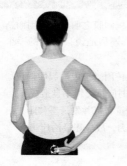

**⑧** 用三指按揉法按揉腰椎两侧的志室穴 2 分钟左右。

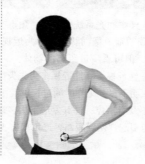

**⑨** 用掌按揉法按揉腰部疼痛部位 5 分钟左右。

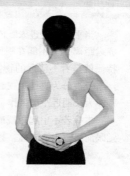

**⑩** 用掌擦法横擦腰部，以透热为度。

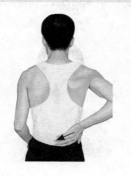

**⑪** 用拇指按法按腰痛穴 2 分钟左右。

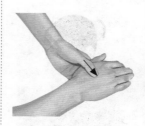

**⑫** 用三指按揉法按揉委中穴 2 分钟左右。

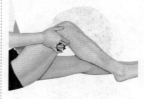

⑬用虚掌拍法轻拍腰骶部疼痛部位半分钟左右。 ⑭用捶法轻捶腰骶部半分钟左右。 ⑮用掌擦法擦命门穴及骶部八髎穴处，以透热为度。

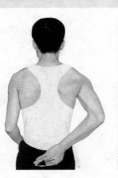 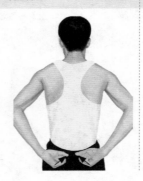 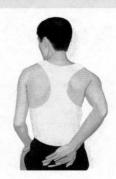

## 近视

当平行光线进入眼内，经眼屈光系统聚焦后，焦点在视网膜之前形成，因而造成远距离目标不能在视网膜清晰成像的状态，称为近视。通俗地说，近视的一个特征就是看不清远的物体，但可看清近距离的物体。

近视分为真性近视和假性近视。真性近视多为先天遗传因素造成。假性近视通常多为长期近距离工作、照明不良、工作时间过长以及平时阅读习惯不良造成。

本病若不引起重视或不及时治疗，任其发展下去，严重者可并发云雾移睛，自觉眼前黑影飞舞飘移，甚至引起视网膜脱离，严重损害视力，故应积极治疗。

### 按摩方法

❶ 以右手拇指从右侧太阳穴处开始，以推法经阳白穴、印堂穴、左侧阳白穴，缓慢推至左侧太阳穴止，反复操作5次。

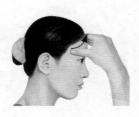 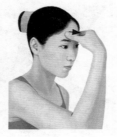 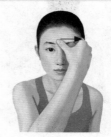

② 以左手拇指从左太阳穴开始，以推法经阳白穴、印堂穴、右侧阳白穴，缓慢推至右侧太阳穴止，反复操作5次。

③ 以右手或左手的拇指和示指指甲掐两侧的睛明穴30次，以酸胀为度。

④ 以两手的拇指指端对置于两侧攒竹穴，稍用力向下点按30次，以酸胀为度。

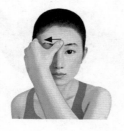
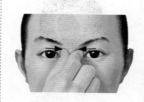
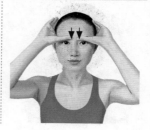

⑤ 以两手的拇指指端对置于两侧鱼腰穴，稍用力向下点按30次，以酸胀为度。

⑥ 以两手的示指或中指指腹螺纹面对置于两侧四白穴、丝竹空穴，稍用力按揉30次，以酸胀为度。

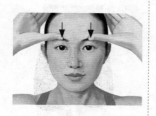
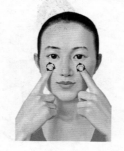
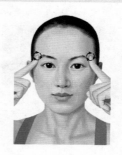

⑦ 以两手示指、中指螺纹面对置于两侧攒竹穴，由内向外沿眉弓经鱼腰穴至眉梢处，反复抹动5～10次。

⑧ 轻闭双眼，以两手示指、中指指腹分别置于两眼上下泡，由内向外沿眼眶上下边缘摩动10次。

⑨ 轻闭双眼，两手掌心搓热后，分别置两眼球上，慢慢向下压，待眼球有微胀感时抬手，反复操作5次。

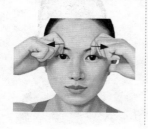
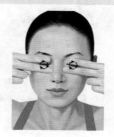
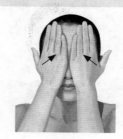

⑩ 以两手中指指腹分别对置于两侧风池穴，按揉30次。

⑪ 然后沿颈椎按揉两侧肌肉，自上向下至大椎穴高度，反复5～10次。

⑫ 以拇指指端按揉上肢部养老穴30次。

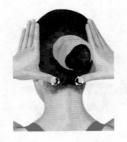
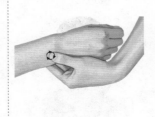

⑬ 以拇指指端按揉下肢部光明穴30次。

⑭ 以拇指指端按揉背部肝俞穴30次。

⑮ 以拇指指端按揉背部肾俞穴30次。

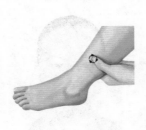
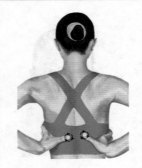
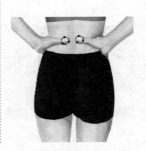

⑯ 手握空拳，轻轻叩击前头部10次。

⑰ 手握空拳，轻轻叩击侧头部10次。

⑱ 用示指指腹弹打眼眶周围区域10次。

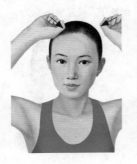
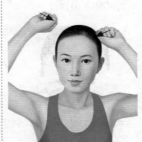
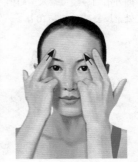

# 耳鸣耳聋

耳鸣是指耳内有鸣响的听幻觉，或如蝉声，或如潮声，或大或小，妨碍正常听觉；耳聋是指听力减退，甚至失听。

耳聋可分为器质性和功能性两大类。器质性耳聋又分为传音性、感音性和混合性三类，此外耳聋又有先天性耳聋、药物性耳聋、噪声性耳聋、突发性耳聋、外感性耳聋、肾虚性耳聋之分。

耳鸣是耳部疾病的一种常见症状，是指在没有任何外界刺激条件下人体耳内或脑内产生的异常声音的一种感觉，是一种自觉症状。耳鸣是听觉功能的紊乱现象。耳鸣是一种症状而不是独立的疾病，所以造成耳鸣的原因有很多。耳鸣可发生于多种耳部疾病，如中耳的急慢性炎症、鼓膜穿孔、外耳道炎、外耳异物等。某些血管性疾病也可导致耳鸣的发生，如耳内小血管扩张、血管畸形等。

## 按摩方法

### 基本手法

**1** 擦耳周部 1 ~ 2 分钟。

**2** 鸣天鼓：两手掌心按紧两耳孔，其余四指指尖向后并对称横放枕部两侧，一手中指指腹叩另一手中指甲 8 ~ 10 次，可闻及鼓音。

**3** 耳膜按摩术：用双手示指指尖压耳屏，或用掌心按住耳道口，一按一放，反复40 次。

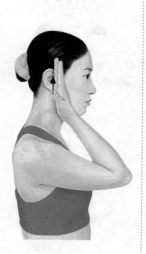
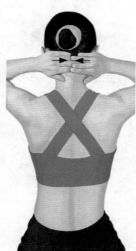
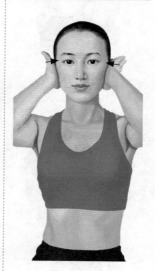

**4** 按耳前三穴：拇、示、中指指腹按揉耳前听会穴、耳门穴、听宫穴 0.5 ~ 1 分钟。

**5** 示、中指按压下关穴、上关穴 0.5 ~ 1 分钟。

**6** 按揉百会穴 0.5 ~ 1 分钟。

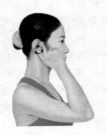
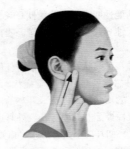
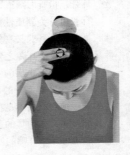

**7** 按压翳风穴 0.5 ~ 1 分钟。

**8** 点揉风池穴 0.5 ~ 1 分钟。

**9** 拿颈项 1 ~ 2 分钟。

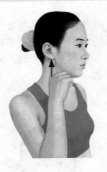
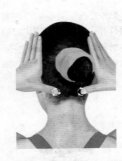
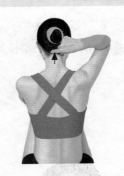

**10** 按大椎穴 1 ~ 2 分钟。

**11** 按压中渚穴 0.5 ~ 1 分钟。

**12** 以指腹自前额至枕后抹头侧部，反复 10 次。

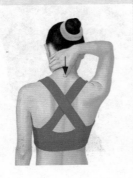
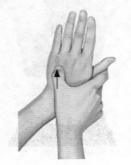
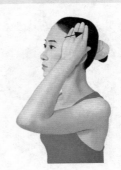

**——根据病情加减——**
◎风热侵袭型◎
**13** 揉太阳穴 0.5 ~ 1 分钟。

**14** 按肩井穴 0.5 ~ 1 分钟。

**15** 按揉合谷穴 0.5 ~ 1 分钟。

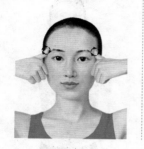

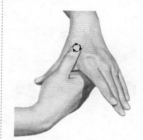

◎肝火上扰型◎
**16** 点太冲穴 0.5 ~ 1 分钟。

**17** 按压丘墟穴 0.5 ~ 1 分钟。

◎痰火郁结型◎
**18** 按揉足三里穴 0.5 ~ 1 分钟。

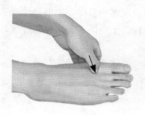

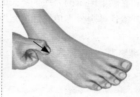

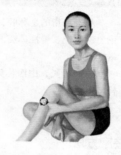

**19** 按揉丰隆穴 0.5 ~ 1 分钟。

◎肾精亏损型◎
**20** 擦命门、肾俞穴各 20 ~ 30 次。

**21** 按揉气海穴 0.5 ~ 1 分钟。

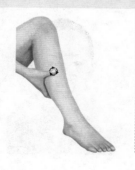

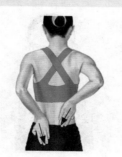

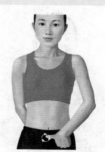

| **22** 按揉三阴交穴 0.5 ~ 1 分钟。 | **23** 按揉太溪穴 0.5 ~ 1 分钟。 | ◎脾胃虚弱型◎<br>**24** 揉摩腹部 2 ~ 3 分钟。 |
| --- | --- | --- |

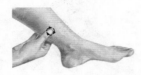 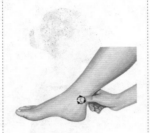 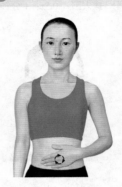

## 鼻炎

　　鼻炎，指的是鼻腔黏膜和黏膜下组织的炎症。鼻炎的表现多种多样，本书只讨论急性鼻炎、慢性鼻炎两类。慢性鼻炎分为单纯性、肥厚性、干燥性、萎缩性和过敏性五种。

　　急性鼻炎，中医称为"鼻窒"，一般称为鼻黏膜炎，与俗称的"鼻感冒"是一样的。

### 按摩方法

| ——基本手法——<br>**1** 搓掌温鼻。 | **2** 两指由鼻两侧起推抹至太阳穴 20 次。 | **3** 示指按揉迎香穴 1 分钟。 |
| --- | --- | --- |

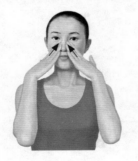 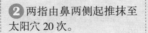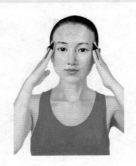 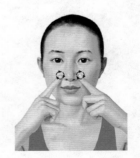

❹ 示指按揉曲差穴 1 分钟。

❺ 用一手拇、示指指腹沿鼻上的山根穴向下至迎香穴往返施推抹法 10 ～ 15 次。

❻ 拇指点按风池穴 1 分钟。

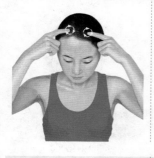

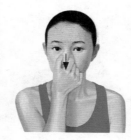

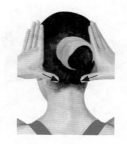

❼ 拇指点按大椎穴 1 分钟。

❽ 五指捏拿颈项。

❾ 示、中指按揉肺俞穴 1 分钟。

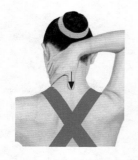

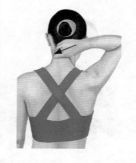

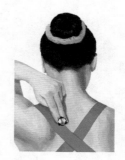

❿ 双手掌擦背腰部，以透热为度。

⓫ 一指禅推合谷穴 1 分钟。

⓬ 一指禅推列缺穴 1 分钟。

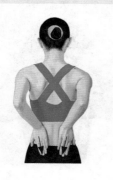

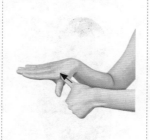

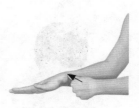

⓮ 掌擦大鱼际，以透热
为度。

———根据病情加减———
◎急性鼻炎◎
⓮ 示指按揉上星穴 1 分钟。

⓯ 示指按揉印堂穴 1 分钟。

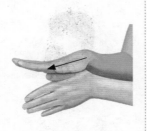

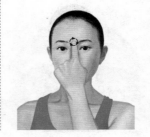

⓰ 中指点按大杼穴 1 ~ 2
分钟。

⓱ 大鱼际横擦前胸上部，
以透热为度。

◎慢性单纯性、肥厚性鼻炎◎
⓲ 拇指沿印堂穴到神庭穴
连线上来回推 50 次左右。

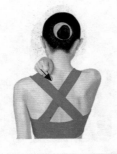

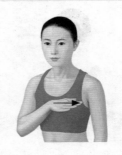

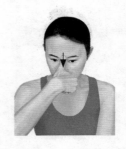

⓳ 示、中指按压百会穴
1 ~ 2 分钟。

⓴ 示、中指按压承光穴
1 ~ 2 分钟。

㉑ 用两拇指螺纹面紧贴在
两攒竹穴，做抹法，至太阳
穴，5 ~ 7 次。

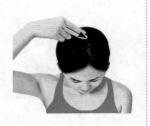

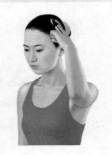

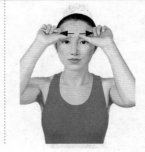

**22** 拇指揉少商穴 1 分钟。

**23** 实证加按揉尺泽穴 1 分钟。

**24** 虚证加拇指点按脾俞穴 1 分钟。

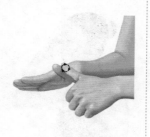

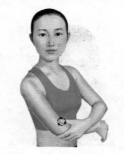

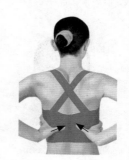

**25** 拇指点肾俞穴 1 分钟。

**26** 示、中指叠按足三里穴 1 分钟。

**27** 示、中指叠按阴陵泉穴 1 分钟。

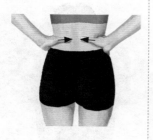

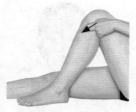

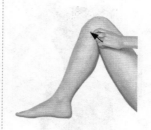

◎萎缩性鼻炎◎

**28** 屈拇指按揉法，按揉禾髎穴，以有酸胀痛感为度。

**29** 屈拇指按揉法，按揉水沟穴，以有酸胀痛感为度。

**30** 用示指推擦鼻梁骨两侧，上至睛明穴，下到迎香穴，以热胀红润为度。

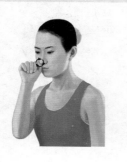

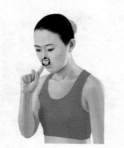

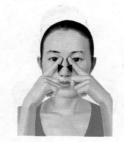

**31** 用示指推擦鼻梁骨两侧，上至承泣穴，下到地仓穴，以热胀红润为度。

**32** 示指尖置素髎穴，拇、中指抚两侧，捏拿鼻翼。捏拿30次，有涕为宜。

**33** 用示、中两指弹山根穴，以微红为度。

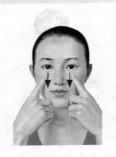

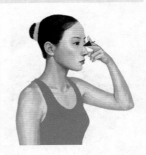

◎过敏性鼻炎◎

**34** 揉攒竹穴1分钟。

**35** 示指揉太阳穴1分钟。

**36** 示指分推前额50次。

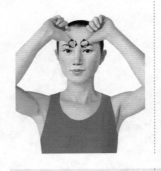

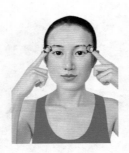

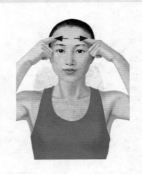

**37** 双掌上推面颊。

**38** 按揉鱼际穴1分钟。

**39** 掌擦手太阴肺经（肘以下部分，上肢桡侧），以透热为度。

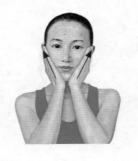

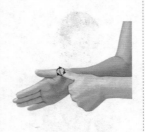

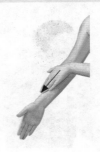

# 咽喉炎 ⚕

## 注意事项

1. 注意不吃辛辣刺激性食物，不抽烟，不酗酒，饮食清淡。
2. 注意劳逸结合，防止受凉，急性期应卧床休息。
3. 经常接触粉尘或化学气体者，应戴口罩、面罩等防护器具。
4. 平时多饮淡盐开水，多吃易消化的食物，保持大便通畅。
5. 注意口腔卫生，养成饭后漱口的习惯，使病菌不易生长。
6. 保持室内空气流通。
7. 不要长时间讲话，更忌声嘶力竭地喊叫。

## 按摩方法

——— 基本手法 ———

❶ 叩齿法：上下牙齿轻叩36次，其力从小到大，以轻轻作响为度。

❷ 搅海法：用舌在口腔中上下牙齿内外运转，左右各18次，产生津液后闭口，将津液在口内鼓漱36次。

❸ 取坐位，用双手拇指或示、中指指腹按揉双侧太阳穴，约2分钟。

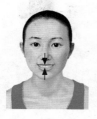 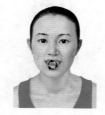 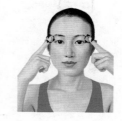

❹ 取坐位，用一手大拇指指腹自印堂穴推抹至神庭穴止，反复操作约2分钟。

❺ 取坐位，用双手大拇指指腹反手拿双侧风池穴，约2分钟。

❻ 取坐位，用一手大拇指指腹反手按揉风府穴，约2分钟。

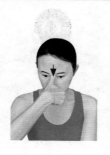 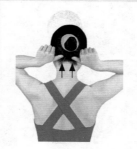 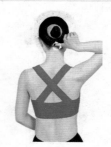

**❼** 取坐位，用双手拇指反手按揉耳后翳风穴，约2分钟。

**❽** 取坐位，用一手大拇指指腹轻轻按揉两侧扁桃体穴，约2分钟。

**❾** 取坐位，用一手大拇指指腹以点法点哑门穴，约2分钟。

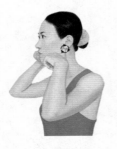

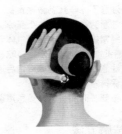

**❿** 取坐位，用一手示指指腹勾点天突穴，约1分钟。

**⓫** 取坐位，用一手拇、示指轻轻拿揉喉结周围，约2分钟。

**⓬** 取坐位，用一手拇、示指轻轻按揉两侧人迎穴，约1分钟。

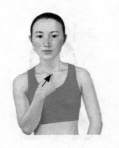

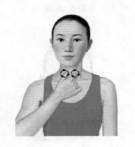

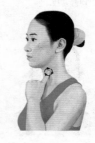

**⓭** 取坐位，用一手拇、示指轻轻按揉两侧水突穴，约1分钟。

**⓮** 取坐位，反手捏拿双侧肩井穴5～10次，并以空拳叩击双侧肩部。

**⓯** 取坐位，用双手示指反手按揉颈夹脊穴30～40次。

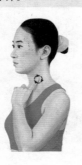

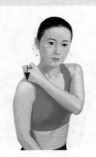

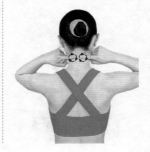

**16** 取坐位，用大拇指反复点擦大椎穴，约1分钟。

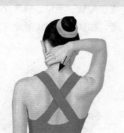

**17** 示、中指按揉背部肺俞穴，左右交替，各约1分钟。

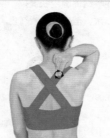

**18** 用一手拇指指端按揉双侧曲池穴，约1分钟。

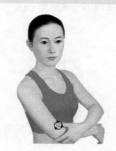

**19** 用一手拇指指端按揉双侧合谷穴，约1分钟。

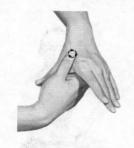

**20** 用一手拇指指端按揉双侧手三里穴，约1分钟。

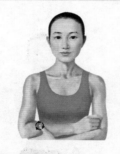

**21** 用一手拇指推一侧上肢肺经循行路线，约2分钟。

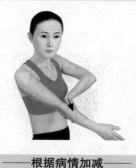

**22** 用一手拇指指端按揉双侧三阴交穴，约1分钟。

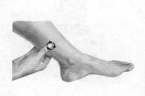

**23** 用一手拇指指端按揉双侧照海穴，约1分钟。

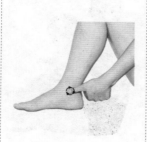

——**根据病情加减**——

◎ 慢性咽喉炎 ◎

**24** 用一手拇指指端按揉双侧足三里穴，约1分钟。

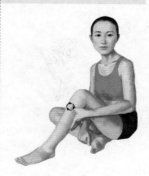

㉕用一手拇指指端按揉双侧足心的涌泉穴，约1分钟，并以手掌小鱼际擦足心。

◎急性咽喉炎◎
㉖一手拇、示指蘸水，捏住喉结周围皮肤提拉，反复多次，至皮肤成紫红色。

㉗咽喉肿痛伴有颧红、唇赤、头晕、耳鸣、虚烦不眠、腰膝酸软、手足心热等症状者，加揉擦志室穴半分钟。

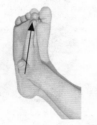

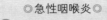

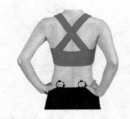

㉘加揉关元穴半分钟。

㉙加拿内关穴半分钟。

㉚加拿外关穴半分钟。

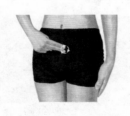

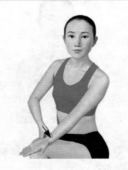

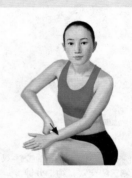

㉛加拿按太溪穴半分钟。

㉜加拿按血海穴半分钟。

㉝加掐太冲穴半分钟。

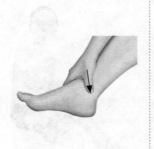

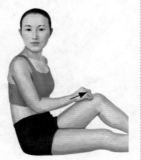

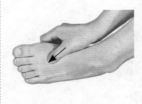

**34** 咽喉肿痛伴有胸闷、胁痛、喉部微痛等症状者，加揉膻中穴半分钟。

**35** 摩中脘穴半分钟。

**36** 擦章门穴半分钟。

**37** 按合谷穴半分钟。

**38** 按揉尺泽穴半分钟。

**39** 拿内关穴半分钟。

**40** 拿外关穴半分钟。

**41** 咽喉肿痛伴有咽干、喉痒、咳嗽、痰稠者，加按揉尺泽穴半分钟。

**42** 加掐揉太渊穴半分钟。

215

# 前列腺病

前列腺疾病是多种原因造成的前列腺充血、水肿或增生或炎症，表现为一系列的临床症状，是困扰男性健康的主要病症之一。

前列腺疾病多与下列因素有关：性生活过度，手淫，上呼吸道感染，尿路感染，精囊炎，附睾炎，会阴部损伤，下半身受凉，骑自行车，骑马，便秘，过多饮酒，吸烟，食辛辣刺激性食物，年龄，以及内分泌性激素水平等。

前列腺疾病如不及早治疗，会引发一系列的并发症，包括慢性精囊炎、附睾炎、阳痿、不育症、后尿道炎、膀胱炎、膀胱结石、血尿、急性尿潴留等。

## 按摩方法

| ——基本手法—— | ❷示、中指按揉气海穴50～60次。 | ❸中指按揉天枢穴50～60次。 |
|---|---|---|
| ❶手掌揉摩小腹部3分钟。 | | |

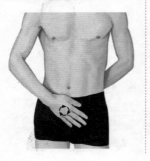 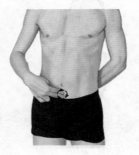 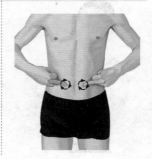

| ❹大鱼际按揉中极穴50～60次。 | ❺示、中指按揉气冲穴50～60次。 | ❻大鱼际按揉中极穴50～60次。 |
|---|---|---|

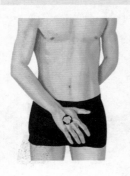 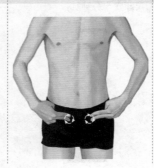 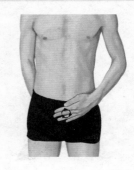

⑦ 双手握拳，用掌指关节揉拨腰椎部脊柱两侧，上下20次，酸痛部多施手法。

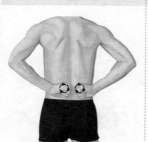

⑧ 双手示、中指按揉三焦俞穴2～3分钟。

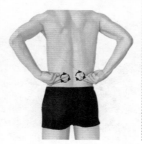

⑨ 双手拇指按揉肾俞穴2～3分钟。

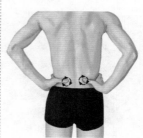

⑩ 双手掌按揉膀胱俞穴2～3分钟。

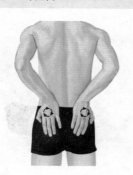

⑪ 拇指按揉命门穴2～3分钟。

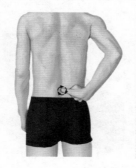

⑫ 掌根擦八髎穴30次。

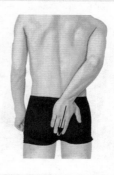

⑬ 拇指按揉阴陵泉穴2～3分钟。

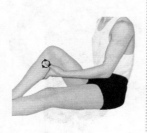

⑭ 拇指按揉三阴交穴2～3分钟。

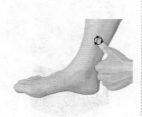

⑮ 拇指按揉太溪穴2～3分钟。

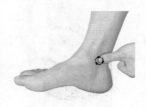

**⑯** 拇指按揉太冲穴 2～3 分钟。

**⑰** 小鱼际擦涌泉穴 2～3 分钟。

**——根据病情加减——**
◎急性前列腺炎◎
**⑱** 拇指按合谷穴 30 次。

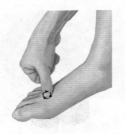

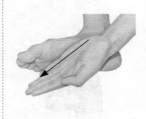

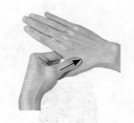

**⑲** 拇指揉曲池穴 2 分钟。

**⑳** 拇指点按大椎穴 30 次。

◎慢性前列腺炎◎
**㉑** 拇指按阴陵泉穴 30 次。

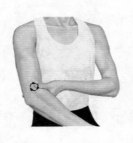

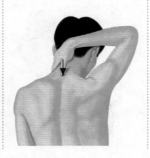

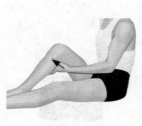

**㉒** 大鱼际揉中脘穴 2 分钟。

**㉓** 拇指点中极穴 20 次。

**㉔** 双拇指揉脾俞穴 1 分钟。

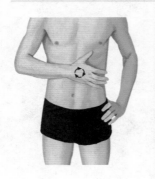

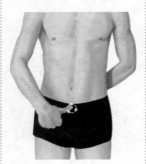

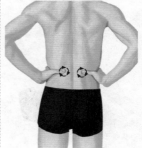

◎慢性前列腺炎◎
㉕双拇指揉大肠俞穴1分钟。

㉖双掌擦志室穴，以透热为度。

◎前列腺增生◎
㉗加示指推列缺穴30次。

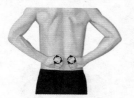
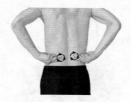
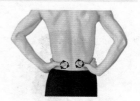

# 更年期综合征

　　更年期综合征是指更年期发生内分泌改变导致生理功能改变的综合征，女性较男性表现突出。其症状表现为女性月经紊乱渐至绝经，男性性功能衰退，但不论男女均可伴有烦躁不安、面部潮热、心悸多疑、焦虑易怒、抑郁、兴趣减低、耳鸣失眠、神经质、易疲劳、记忆力减退、发烧、注意力不集中等症状。女性多发生在45～55岁之间，男性多发生在50～65岁之间。

　　更年期综合征因妇女绝经或男性性功能减退，性激素分泌减少，垂体反馈性地分泌多量的激素，引起甲状腺和肾上腺皮质功能亢进，内分泌失调，致使自主神经功能紊乱而产生。

　　更年期是每个人必然要经历的阶段，但每个人表现的症状却轻重不同，时间长短也不一样，轻的可以无大碍，重的可以影响工作及日常生活。由于性激素的速减甚至引发其他疾病，如骨质疏松症、冠心病、高血压、糖尿病、肥胖症、老年性精神病、老年性阴道炎等。更年期短的可持续几个月，长的可延续几年。

## 按摩方法

### ——基本手法——

❶拇指按百会穴1分钟。

❷四指掐四神聪穴1分钟。

❸双示指按揉太阳穴1分钟。

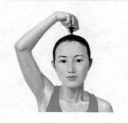
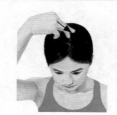
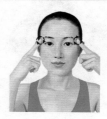

④ 双拇指按揉风池穴 1 分钟。

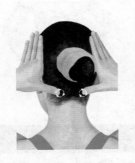

⑤ 示、中指摩膻中穴 2 分钟。

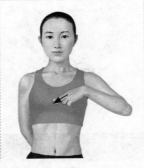

⑥ 手掌摩神阙穴 2 分钟。

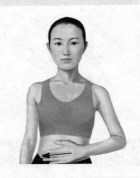

⑦ 大鱼际揉气海穴 1 分钟。

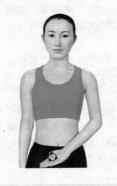

⑧ 大鱼际揉中脘穴 1 分钟。

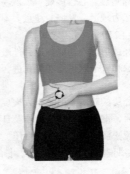

⑨ 拇指按大椎穴 1 分钟。

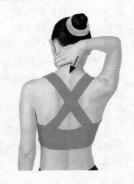

⑩ 示、中指按肩中俞穴 1 分钟。

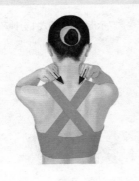

⑪ 双掌擦肾俞穴，以透热为度。

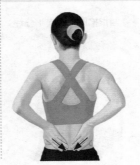

⑫ 拇指点按曲池穴 15 ～ 20 次。

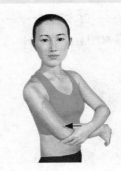

⓭ 拇指点按手三里穴 15 ~ 20次。

⓮ 拇指点按合谷穴 15 ~ 20次。

⓯ 拇指按揉劳宫穴 1 分钟。

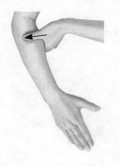

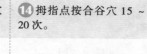

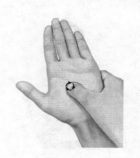

⓰ 拇指端按揉神门穴 1 分钟。

⓱ 拇指按压足三里穴 1 分钟。

⓲ 拇指按压三阴交穴 1 分钟。

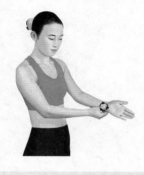

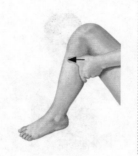

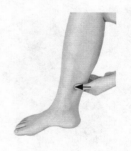

⓳ 小鱼际擦涌泉穴，以透热为度。

**——根据病情加减——**
◎ 伴失眠为主 ◎
⓴ 双拇指揉安眠穴 1 分钟。

㉑ 拇指推太溪穴 15 ~ 20次。

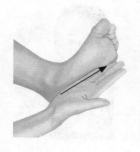

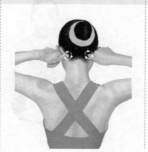

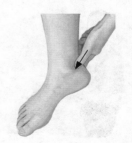

◎伴骨质疏松◎
**22** 示指点按大杼穴 15 ~ 20 次。

**23** 拇指点按绝骨穴 15 ~ 20 次。

◎伴烦躁易怒◎
**24** 拇指揉行间穴 1 分钟。

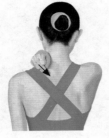
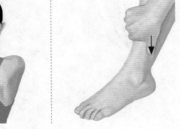
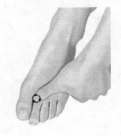

**25** 拇指揉太冲穴 1 分钟。

**26** 双拇指点按肝俞穴 15 ~ 20 次。

◎伴潮热汗出◎
**27** 拇指推复溜穴 15 ~ 20 次。

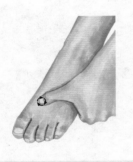
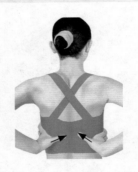
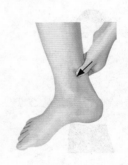

◎伴眩晕为主◎
**28** 拇指揉血海穴 1 分钟。

◎伴脾胃不适◎
**29** 拇指揉足三里穴 1 分钟。

◎伴头痛、头胀◎
**30** 拇指按印堂穴 1 分钟。

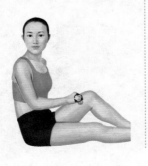
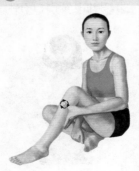
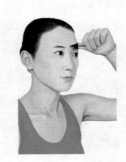

# 经前期紧张症 ✚

　　经前期紧张症是指女性在月经来潮前数天内出现精神异常等一些症状，行经后消失，而又反复发作，其临床表现有：

　　月经前 1～2 周出现症状，尤其月经前 2～3 天症状明显，月经来潮后症状又随之而消失。主要表现为精神紧张、压抑、失眠、多梦、头痛、腹胀、倦怠无力、乳房胀痛、小便减少、容易感冒、声音嘶哑。心血不足证者可以伴有心慌、舌质淡、舌苔薄白、脉细。肝郁火旺证者可以伴有狂躁不安、情绪激动、舌质红、舌苔黄、脉弦数。痰气郁结证者可以伴有头晕、痰多、嗜睡、舌苔白腻、脉弦滑。

　　经前期紧张症的病因目前还不十分清楚。一般认为，可能是由于体内雌激素水平过多，雌孕激素不平衡或自主神经功能紊乱所致。另外，它还可能与抗利尿激素（ADH）过多，碳水化合物代谢的改变，以及低血糖、高催乳素、肾脏对水与盐的储留有关，而且更与精神因素有关。

## 按摩方法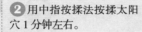

| ——— 基本手法 ——— |
| --- |
| ❶ 用三指分抹法分抹前额、眼眶，约 5 分钟。 |

❷ 用中指按揉法按揉太阳穴 1 分钟左右。

❸ 用扫散法在侧头部交替治疗各 30 秒。

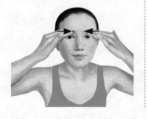

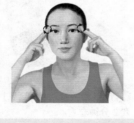

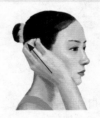

❹ 用拿法拿头部 6～8 遍，此法又叫五指拿头。

❺ 以掌摩法横摩两胁部，以局部微热为度。

❻ 用拇指按揉法按揉劳宫穴 2 分钟左右。

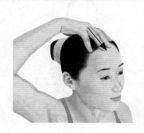

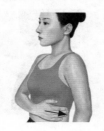

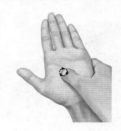

**根据病情加减**

◎心血不足证◎

**7** 用拇指按揉法按揉肝俞穴2分钟左右。

**8** 用拇指按揉法按揉脾俞穴2分钟左右。

**9** 用拇指按揉法按揉胃俞穴2分钟左右。

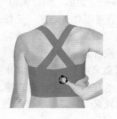
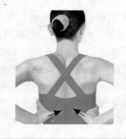
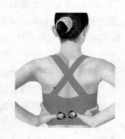

**10** 用拇指弹拨法弹拨足三里穴1分钟左右。

◎肝郁火旺证◎

**11** 用五指叩点法或单指叩点法叩点血海穴1分钟左右。

**12** 用拇指端点法点按太冲穴1分钟左右，用力大小以穴位局部微有酸胀感为度。

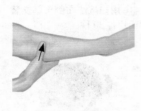
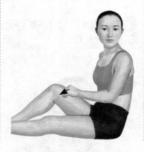
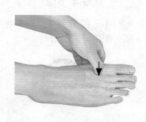

**13** 用拇指按揉法按揉三阴交穴2分钟左右。

**14** 用三指按揉法按揉章门穴2分钟左右。

◎痰气郁结证◎

**15** 用勾点法勾点天突穴1分钟左右。

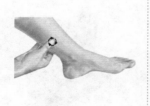
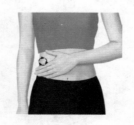
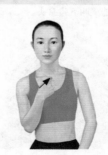

**16** 用拇指按揉法按揉阴陵泉穴2分钟左右。

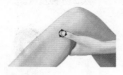

**17** 用拇指按揉法按揉三阴交穴2分钟左右。

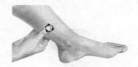

# 月经不调

月经不调是指女性月经的周期、经期、经色、经质等发生异常并伴有其他症状的一种疾病，又称为经血不调，是一种常见的妇科病。

月经不调包括月经先期、月经后期、月经先后不定期、月经过少、月经过多等症。月经先期是指月经周期提前8～9天，甚至一月两至者；月经后期是指月经周期延后8～9天，甚至四五十日一至者；月经先后无定期是指月经不按周期来潮，或提前或延后7天以上者。月经不调若治疗及时得当，多易痊愈，若治疗不当，可发展成崩漏、闭经等病。

引起月经不调的原因有两大类：

A 神经内分泌功能失调引起：主要是下丘脑—垂体—卵巢轴的功能不稳定或者有缺陷。

B 器质病变或药物等引起：包括生殖器官局部的炎症、肿瘤及发育异常、营养不良、颅内疾患，其他内分泌功能失调如甲状腺、肾上腺皮持功能异常、糖尿病、席汉氏病等，肝脏疾患，血液疾患等；使用治疗精神病的药物、内分泌制剂或采取宫内节育器避孕者均可能引发月经不调。

## 按摩方法

### 基本手法

**1** 用手掌掌面按揉气海穴2分钟左右。

**2** 用三指按揉法按揉关元穴2分钟左右。

**3** 用三指按揉法按揉中极穴2分钟左右。

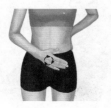

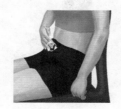

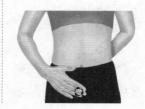

④用手掌掌面摩小腹部 5 分钟左右。

⑤用拇指按揉法按揉肝俞穴 2 分钟左右。

⑥用拇指按揉法按揉脾俞穴 2 分钟左右。

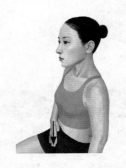
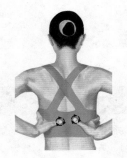
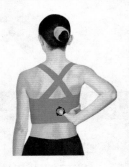

⑦用拇指按揉法按揉肾俞穴 2 分钟左右。

⑧用单指叩点法叩点太冲穴 1 分钟左右。

⑨用拇指按揉法按揉三阴交穴约 1 分钟，以被按摩局部酸胀为度。

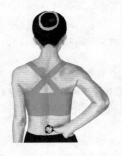
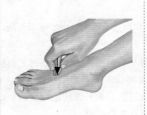
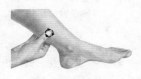

⑩用拇指按揉法按揉太溪穴约 1 分钟，以被按摩局部酸胀为度。

—— 根据病情加减 ——

◎血热证◎

⑪用三指按揉法按揉大肠俞穴 2 分钟左右。

⑫用五指叩点法或单指叩点法叩点血海穴 1 分钟左右。

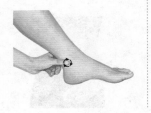
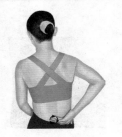
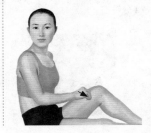

⓭用拇指按揉法按揉解溪穴约1分钟，以被按摩部位酸胀为度。

⓮用掐法掐隐白穴 10 ~ 15 次。

⓯用掐法掐大敦穴 10 ~ 15 次。

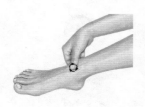
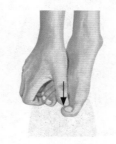
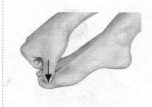

◎血寒证◎
⓰用手掌掌面按揉脐部 3 分钟左右。

⓱用掌擦法横擦肾俞穴，以透热为度。

⓲用掌擦法横擦命门穴，以透热为度。

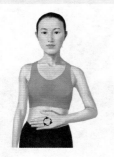
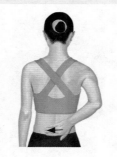
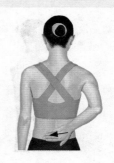

◎气血虚证◎
⓳用手掌掌面按揉中脘穴 3 分钟左右。

⓴用手掌掌面按揉气海穴 3 分钟左右。

㉑用拇指弹拨法弹拨足三里穴约1分钟，以被按摩部位酸胀为度。

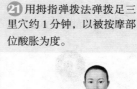
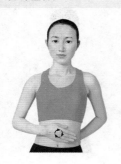
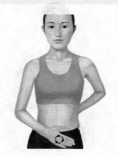
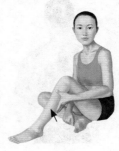

㉒用掌搓法搓背部脾胃处，以被按摩部位微热为度。

◎肝郁证◎
㉓用三指按揉法按揉章门穴约1分钟，以被按摩部位酸胀为度。

㉔用三指按揉法按揉期门穴约1分钟，以被按摩部位酸胀为度。

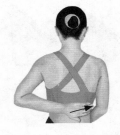
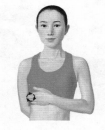

◎肾虚证◎
㉕用掌按揉法按揉关元穴3分钟左右。

㉖用拇指按揉法按揉涌泉穴约1分钟，以被按摩部位酸胀为度。

㉗沿足底纵轴用掌擦法，以被按摩部位温热为度。

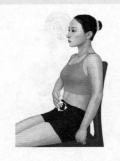
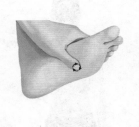
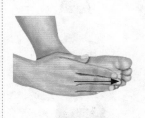

㉘用掌擦法横擦肾俞穴，以被按摩部位温热为度。

㉙用掌擦法横擦命门穴，以被按摩部位温热为度。

㉚双掌擦肾俞穴，以透热为度。

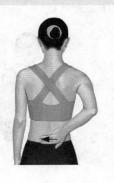
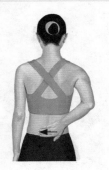
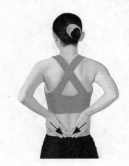

# 慢性盆腔炎

　　慢性盆腔炎是指女性内生殖器官和周围结缔组织以及盆腔腹膜发炎的慢性炎症，是妇科的常见病、难治病。炎症可局限在一个部位，也可波及几个部位，它包括子宫内膜炎、输卵管炎、卵巢炎、盆腔腹膜炎及盆腔结缔组织炎等。

　　慢性盆腔炎多有下腹持续疼痛，腰酸痛、月经失调、白带增多、尿急、尿频、排尿困难、食欲不佳、发热、头痛等症状，小腹两侧有条索状肿物硬结，并伴有不孕症。

　　慢性盆腔炎常为急性盆腔治疗不彻底，或患者体质较差，病程迁延所致，但也有的妇女并没有急性盆腔炎的过程，而直接表现为慢性盆腔。慢性盆腔炎较顽固，可反复发作，当机体抵抗力较差时，可急性发作。

## 注意事项

1. 平时加强体育锻炼，增强机体抵抗力。
2. 经期使用清洁的卫生巾，平时勤换内裤，保持外阴干净。
3. 节制性生活，预防感染。
4. 注意保暖，避受风寒。
5. 治疗期间应卧床休息，半卧位，饮食宜清淡，注意营养。

## 按摩方法

首先要判断出患者的慢性盆腔炎属于哪种类型，然后根据类型选择适当的自我按摩方法治疗。

❶ 用掌摩法摩小腹3分钟。　　❷ 用一手的掌揉法揉神阙穴3分钟左右。　　❸ 用三指按揉法按揉章门穴1分钟左右。

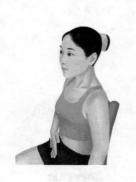
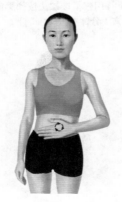
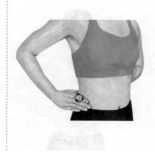

④ 用三指按揉法按揉期门
穴 1 分钟左右。

⑤ 用三指按揉法按揉中脘
穴 1 分钟左右。

⑥ 用手掌掌面按揉气海穴
1 分钟左右。

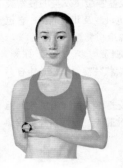
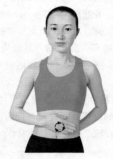
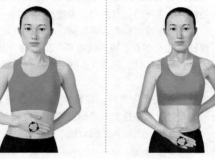

⑦ 用三指按揉法按揉关元
穴 1 分钟左右。

⑧ 用三指按揉法按揉带脉
穴 1 分钟左右。

⑨ 用拇指按揉法按揉至阳
穴 1 分钟左右。

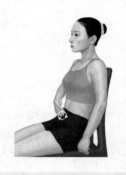
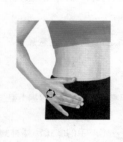
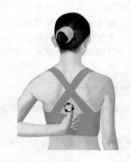

⑩ 用双手拇指点按肝俞穴
1 分钟左右。

⑪ 用三指按揉法按揉脾俞
穴 1 分钟左右。

⑫ 用拇指按揉法按揉大肠
俞穴 1 分钟左右。

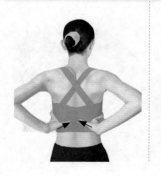
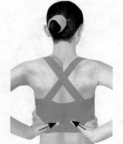
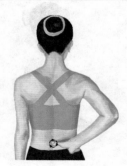

⑬用三指按揉法按揉关元俞穴 1 分钟左右。

⑭用五指叩点法叩点箕门穴 1 分钟左右。

⑮用一手的掌擦法横擦命门穴，以透热为度。

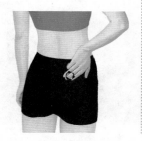

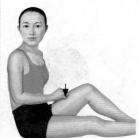

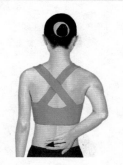

⑯用一手的掌擦法横擦肾俞穴，以透热为度。

⑰用掌搓法搓八髎穴，以透热为度。

—— 根据病情加减 ——

◎肝郁湿热证◎

⑱用拇指端点法点按三阴交穴 1 分钟

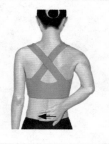

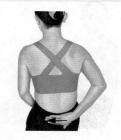

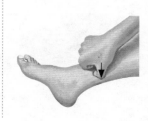

⑲用拇指端点法点按丘墟穴 1 分钟。

⑳用拇指端点法点按太冲穴 1 分钟。

㉑用五指叩点法叩点血海穴 1 分钟左右。

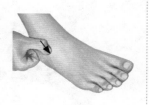

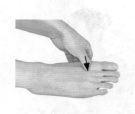

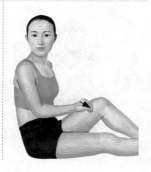

231

**㉒** 用虚掌拍法轻拍骶髂部半分钟左右。

◎血虚寒湿证◎
**㉓** 用中指按法按百会穴 1 分钟左右。

**㉔** 用拇指端点法点按三阴交穴 1 分钟左右。

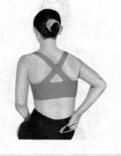

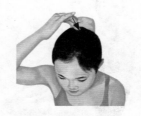

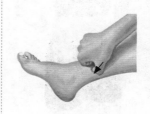

**㉕** 用拇指端点法点按合谷穴 1 分钟左右。

**㉖** 用五指叩点法叩点血海穴 1 分钟左右。

**㉗** 用拇指弹拨法弹拨足三里 1 分钟左右，用力大小以被按摩处微有酸胀感为度。

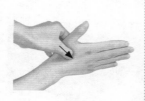

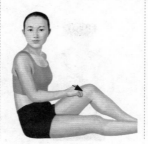

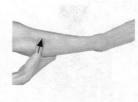

**㉘** 用三指按揉法按揉归来穴 2 分钟左右。

◎气滞血瘀证◎
**㉙** 用拇指端点法点按阴陵泉穴 1 分钟左右。

**㉚** 用拇指端点法点按三阴交穴 1 分钟左右。

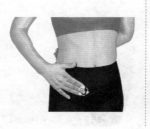

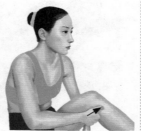

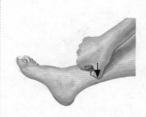

**㉛** 用拇指端点法点按丘墟穴1分钟左右。

**㉜** 用拇指端点法点按太冲穴1分钟左右。

**㉝** 用三指按揉法按揉归来穴2分钟左右。

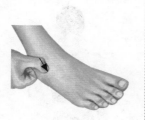

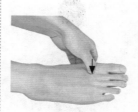

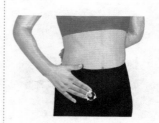

**㉞** 用捶法叩击腰骶部半分钟左右。

◎癥瘕包块证◎
**㉟** 用五指叩点法叩点血海穴1分钟左右。

**㊱** 用拇指弹拨法弹拨足三里穴1分钟左右，用力大小以被按摩处微有酸胀感为度。

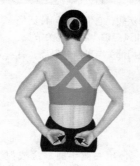

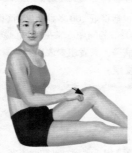

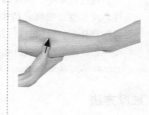

**㊲** 用拇指端点法点按三阴交穴1分钟左右。

◎肾虚证◎
**㊳** 用掌按揉法按揉关元穴3分钟左右。

**㊴** 用拇指按揉法按揉涌泉穴约1分钟，以被按摩部位酸胀为度。

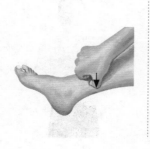

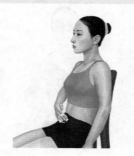

**40** 沿足底纵轴用掌擦法，以被按摩部位温热为度。

**41** 用掌擦法横擦肾俞穴，以被按摩部位温热为度。

**42** 用掌擦法横擦命门穴，以被按摩部位温热为度。

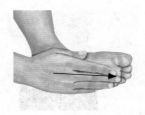 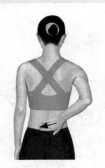 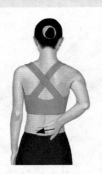

# 风湿病

在现代医学中，风湿病包括将近 100 多种结缔组织的疾病，它们的共同特征是慢性、反复性、肌肉骨骼和关节的问题。常见的风湿病如风湿热、类风湿关节炎、强直性脊柱炎、痛风、雷诺病等，患者主要表现为全身或局部关节肿胀、触痛，有骨摩擦音，关节畸形，活动受限。

## 按摩方法

**1** 一指禅推中脘穴、气海穴、关元穴，每穴 2 ~ 3 分钟。

**2** 用手掌顺时针按摩腹部，约 5 分钟。

**3** 用一侧手施拿法或捏法，捏拿患侧上肢，从肩部经肘部、腕部一直捏拿至手掌部，上下往返 3 ~ 5 遍。

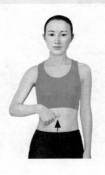 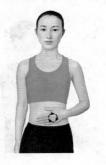 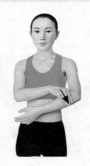

④ 用一侧手施滚法，沿患侧上肢，从肩部经肘部、腕部一直滚至手掌部的掌指关节和指间关节。上下往返3～5遍，重点滚关节部位。

⑤ 主动或被动地活动患侧上肢各关节。包括肩关节、肘关节、腕关节及手部的掌指关节和指间关节。如旋转、屈伸等。

⑥ 上肢症状明显者，用一侧手的拇指端按揉患侧上肢部关节附近的穴位，如肩髃穴、肩髎穴、曲池穴、手三里穴、外关穴、阳池穴、大陵穴、内关穴、合谷穴等前面介绍的主要体穴，每穴1分钟。

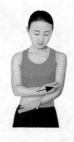
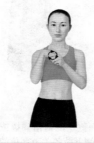
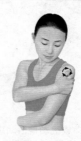

⑦ 用一侧手的拇指弹拨或按揉患侧上肢各关节部位附近的肌肉和韧带。

⑧ 用一侧手的拇指、示指捻患侧手部的每一个掌指关节和指间关节，同时示、中指屈曲，对各关节进行拔伸和摇法。

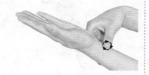

⑨ 一手握空拳叩击患侧上肢肌肉。

⑩ 用擦法擦患侧上肢各关节部位，以透热为度，或在病变关节处进行热敷。

⑪ 用一侧手施滚法，沿患侧下肢，从腹股沟向大腿前侧及内侧、外侧，小腿外侧进行治疗，上下往返3～5遍，重点滚关节部位。

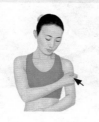
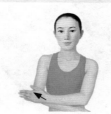
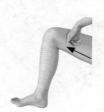

**12** 用一侧手施拿法或捏法，捏拿患侧下肢，从腹股沟向大腿内侧、外侧，小腿外侧进行治疗，上下往返 3~5 遍。

**13** 下肢症状明显者，用拇指指端按揉患侧下肢关节附近的穴位，如足三里穴、阳陵泉穴、阴陵泉穴、委中穴、承山穴、昆仑穴等前面介绍的主要体穴，每穴 1 分钟。

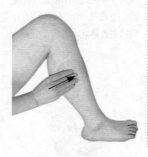
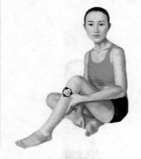
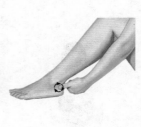

**14** 主动或被动地活动患侧下肢各关节，包括髋关节、膝关节、踝关节等，如内旋、外旋、屈伸等。

**15** 用一侧手的拇指弹拨或按揉患侧下肢各关节部位的肌肉和韧带。

**16** 双手握空拳，叩击患侧下肢肌肉。

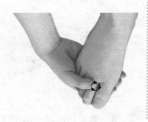
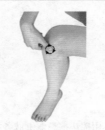
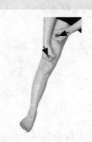

**17** 用一侧手的拇指、示指捻揉患侧足部的每一个趾关节和趾间关节，同时示、中指屈曲，对各关节进行拔伸和摇法。

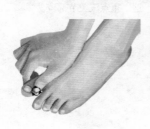
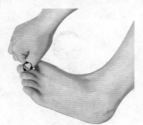
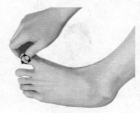

⓲ 用擦法擦患侧下肢各关节部位,以透热为度。或在病变关节处进行热敷。

⓳ 俯卧位或坐位,以拇指指端弹拨腰部肌肉。

⓴ 俯卧位,以拇指指端点按腰骶部穴位,如肾俞穴、命门穴、腰阳关穴、居髎穴、环跳穴、夹脊穴等前面介绍的主要体穴。每穴1分钟。

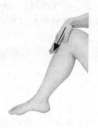

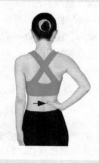

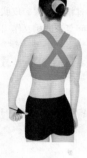

㉑ 坐位或俯卧位,用一手手掌横擦腰骶部。

㉒ 主动做腰部的旋转和俯仰运动 5 ~ 10 次。

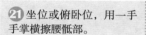

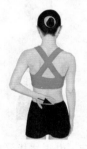

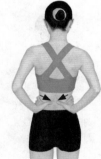

㉓ 双手臂向后做扩胸运动 10 ~ 20 次,以锻炼脊柱各关节部位。

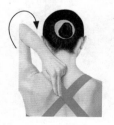

## 小贴士

酒炖鲤鱼治风湿:杜仲15克,当归、龟板各12克,蜜黄芪10克,枸杞、五加皮各6克,上药与米酒1瓶,置酒缸中浸泡7天备用。另买鲤鱼1尾(约重1.5千克),养于清水中,约1小时换水1次,经6~7次换水,使其肚中粪污排泄净尽,再趁其活着时入蒸罐(不可去鳞或剖腹),加入泡好的米酒,密封放锅中隔水炖烂。把炖好的鲤鱼盛碗中,用筷子轻轻刮去鱼鳞,吃肉喝汤。此方不但可祛风湿,对平日精力衰退、腰酸骨痛及病后失调,都非常有效。

## 糖尿病 🏥

　　糖尿病是一种常见的内分泌代谢性疾病，是由多种原因引起的胰岛素分泌或作用障碍，临床以血糖升高为主要标志。

　　临床上以血糖高为主要表现，任何时候血浆血糖 >11.1 毫摩尔 / 升或空腹血浆血糖 >7 毫摩尔 / 升、空腹全血血糖 >6.7 毫摩尔 / 升即为糖尿病。糖尿病患者早期无症状，疾病发展到后期为典型的"三多一少"的症状，即多尿、多饮多食、体重减轻，还可伴有精神不振、皮肤瘙痒、四肢麻木、视力障碍等症状，遗传因素和环境因素以及两者间复杂的相互作用是引起糖尿病的主要原因。

### 按摩方法

| | | |
|---|---|---|
| ❶ 掌根推后腰部 5 ~ 10 次。 | ❷ 双手握拳用掌指关节拨揉腰椎部脊柱两侧，酸痛部多施手法。 | ❸ 用手掌揉摩上腹部 20 ~ 30 次。 |

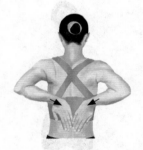 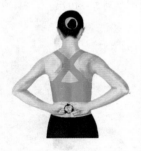 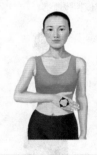

| | | |
|---|---|---|
| ❹ 中指按揉膻中穴 50 ~ 100 次。 | ❺ 示、中指按揉中脘穴 50 ~ 100 次。 | ❻ 示、中指按揉气海穴 50 ~ 100 次。 |

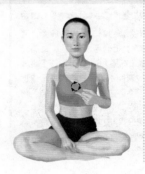 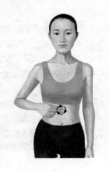 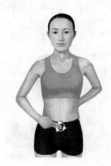

**7** 示、中指按揉关元穴 50 ~ 100 次。

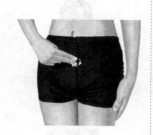

**8** 掌摩中脘穴顺逆各 30 次。

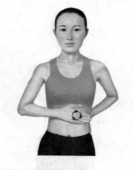

**9** 掌摩神阙穴顺逆各 30 次。

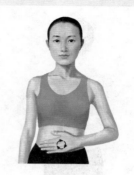

**10** 示、中指按揉肺俞穴 2 ~ 3 分钟。

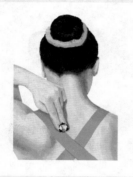

**11** 双拇指按揉胰俞穴 2 ~ 3 分钟。

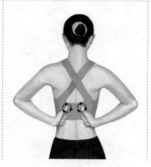

**12** 双手按揉肝俞穴 2 ~ 3 分钟。

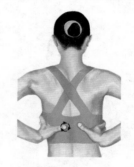

**13** 双手按揉脾俞穴 2 ~ 3 分钟。

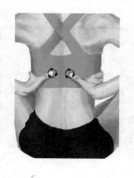

**14** 双手按揉胃俞穴 2 ~ 3 分钟。

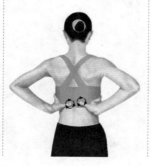

**15** 双手按揉肾俞穴 2 ~ 3 分钟。

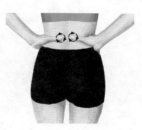

16 拇指按揉命门穴 2 ~ 3 分钟。

17 捶击肾区 30 次。

18 掌根摩擦腰眼 30 次。

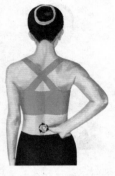
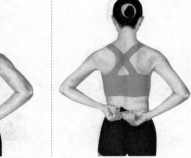
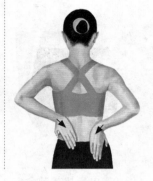

19 拇指按揉手三里穴 2 ~ 3 分钟。

20 拇指按揉内关穴 2 ~ 3 分钟。

21 拇指按揉足三里穴 2 ~ 3 分钟。

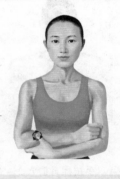
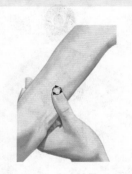
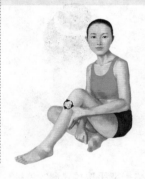

22 拇指按揉三阴交穴 2 ~ 3 分钟。

23 以拇指按揉太溪穴 2 ~ 3 分钟。

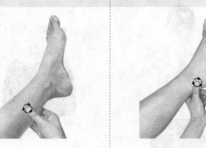

### 小贴士

鲜苦瓜60克。将苦瓜剖开去子，洗净切丝，加油盐炒，当菜吃，每日2次，可经常食用。这道菜有清热生津的作用，主治口干烦渴、小便频数之糖尿病。

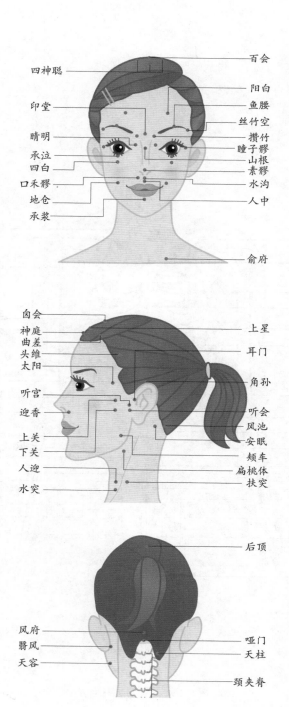

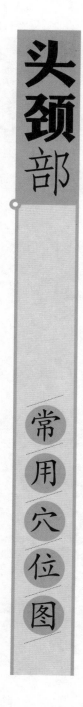

头颈部

常用穴位图

# 胸腹部

## 常用穴位图

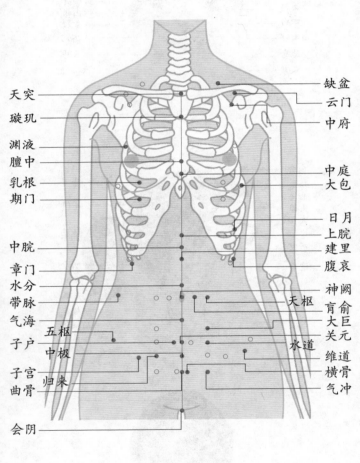

天突
璇玑
渊液
膻中
乳根
期门

中脘
章门
水分
带脉
气海
五枢
子户
中极
子宫
曲骨
归来

会阴

缺盆
云门
中府

中庭
大包

日月
上脘
建里
腹哀
神阙
天枢
肓俞
大关
水道
维道
横骨
气冲

巨元

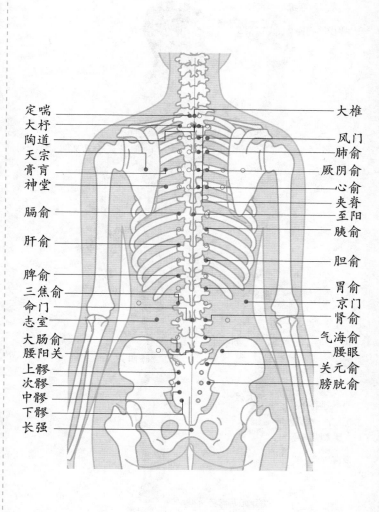

定喘
大杼
陶道
天宗
膏肓
神堂
膈俞
肝俞
脾俞
三焦俞
命门
志室
大肠俞
腰阳关
上髎
次髎
中髎
下髎
长强

大椎
风门
肺俞
厥阴俞
心俞
夹脊
至阳
胰俞
胆俞
胃俞
京门
肾俞
气海俞
腰眼
关元俞
膀胱俞

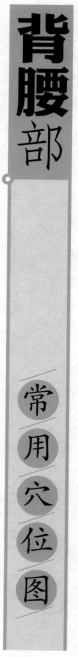

背腰部

常用穴位图

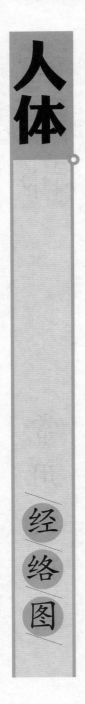

人体

经络图

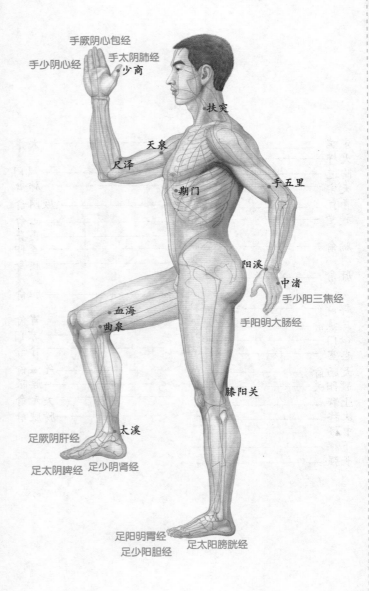

手厥阴心包经
手太阴肺经
手少阴心经
少商
扶突
天泉
尺泽
期门
手五里
阳溪
中渚
手少阳三焦经
手阳明大肠经
膝阳关
血海
曲泉
太溪
足厥阴肝经
足太阴脾经　足少阴肾经
足阳明胃经
足少阳胆经　足太阳膀胱经

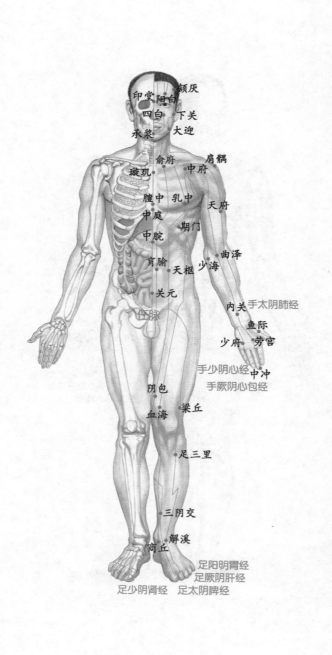

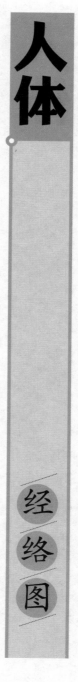

人体

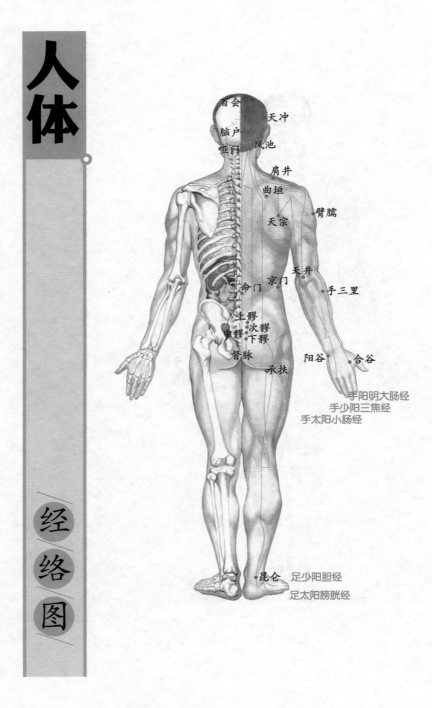

百会
脑户
哑门
天冲
风池
肩井
曲垣
天宗
臂臑
天井
命门
京门
手三里
上髎
次髎
申髎
下髎
督脉
承扶
阳谷
合谷

手阳明大肠经
手少阳三焦经
手太阳小肠经

昆仑　足少阳胆经
　　　足太阳膀胱经

经
络
图

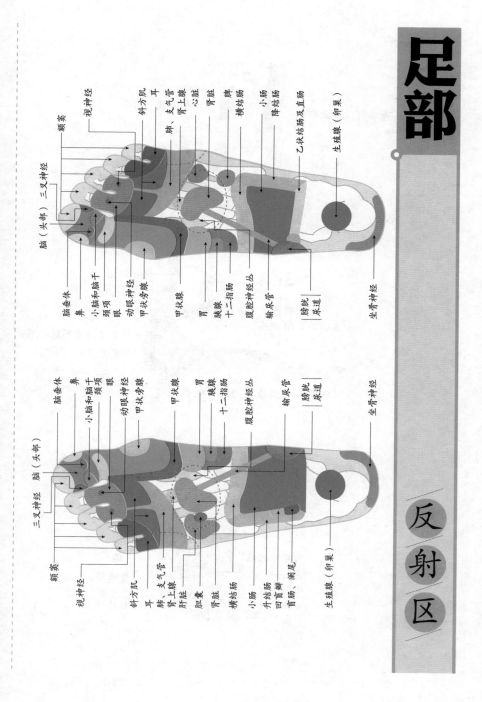

足部 反射区

足部

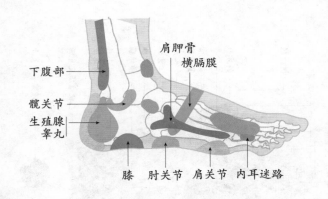

肩胛骨
横膈膜
下腹部
髋关节
生殖腺
睾丸
膝　肘关节　肩关节　内耳迷路

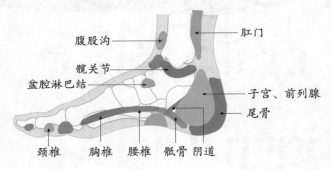

腹股沟
髋关节
盆腔淋巴结
颈椎　胸椎　腰椎　骶骨　阴道
肛门
子宫、前列腺
尾骨

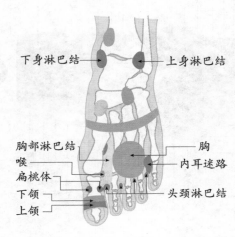

下身淋巴结
上身淋巴结
胸部淋巴结
喉
扁桃体
下颌
上颌
胸
内耳迷路
头颈淋巴结

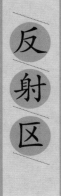

反射区